間違いだらけの常識が痛みを長びかす!

あなたの腰痛はこれで治せる

東京厚生年金病院 整形外科部長
医学博士
伊藤 晴夫

二見書房

はじめに

本書はすでに何らかの腰痛を発症しているかたを対象に、以前に腰痛に悩まされた経験があったり、まだ発症には至っていない予備軍のかたがたにも、ぜひお役立ていただきたいと思い、著したものです。なぜならば一生涯腰痛を知らずに過ごせる人はいない、といっても過言ではないからです。

人と腰痛との宿命的なつきあいは、私たちの祖先が立って歩くようになったときから始まりました。腰には上体の重みを支え、身体のバランスをとるという役目が課され、大きな負荷がかかるようになったためです。

しかも運動不足や肥満、長時間同じ姿勢での仕事など、現代人の日常には腰痛の原因がいっぱいです。男性でも女性でも、若者でも年配者でも、だれにでも腰痛になる危険性はあります。身体を鍛えているプロスポーツマンでさえ、腰痛に悩まされるのですから。

さらに私たちの寿命は飛躍的に伸びましたが、身体的機能はまだ寿命の伸びに完全に対応してはいません。身体のつくりは「人生50年」だった頃のままで、それ以降は衰えるのが当然といえば当然。年とともに骨も関節も衰えますから、高齢化社会の進行とともに、腰痛を訴えるかたはますます増えつづけます。いわば、一億総患者予備軍の時代です。

この、「腰痛はだれにでも起き、今後さらに増える」という思いは、毎日の診療のなかから得たものです。東京厚生年金病院で、私は入院患者さんの診療や手術を行なうほか、毎日50〜60人の外来患者さんを診ています。高齢者が多いのは当然ですが、働き盛りの年齢の患者さんも多く、なかには塾通いの小中学生の患者さんもいらっしゃいます。そんなわけで、外来を訪れる患者さんの数は増えることこそあれ、減ることはありません。

以前治療した患者さんを、再度治療することもあります。原因は同じ場合も違う場合もありますが、腰痛はいったん治っても、またなにかのきっかけで発症することが多々あります。お顔は忘れていても、レントゲン写真を見たとたん、「ああ、この患者さんは以前いらしたことがあるな」と、わかることも多いのです。

腰痛は痛みが激しいときは深刻ですが、治まってしまうと〝喉元過ぎれば〟で、今後に備えた予防や対策を本気で考える人は多くありません。しかし本当は、腰痛が起きてしまってからよりも、起きる前に予防をすることのほうがたいせつです。

そこで本書では、生活習慣から体操法といった日々の予防法はもちろん、腰痛を患っているかたにもできる運動法や再発防止策についても述べることにしました。

また、一般的に当たり前と思われていた知識が実は間違いで、かえって痛みを長びかせているということがあります。これはほかの病気でも同様ですが、腰痛の場合は身近なものだけに、間違った俗説が特に多いように思われます。たとえば痛むときは冷湿布がいいのか温湿布がいいのか、腰は丸めるべきか反らすべきかなど、わかっているようでわからないことも多々あります。本書ではこれら俗説の誤りや疑問点にも明確にお答えするよう配慮しました。

パート1では、そのような思いこみや疑問のなかから代表的なもの15をピックアップし、Q&A形式でお答えしています。

パート2では立ち方や座り方など、日常の何気ない動作に潜む腰痛の危険性と、それを防ぐための方法について述べました。以下、パート3では腰痛を引き起こす代表的な病気を、パート4では腰痛のメカニズムをわかりやすく解説しました。パート5では病院に行くべきかどうかの判断基準や、実際に病院で行なわれる検査や治療、リハビリテーションについて、パート6では日々の腰痛対策について述べています。

本文中では「いった何科に行けばいいのか?」「医師にはどんなことを聞かれるのか?」など、初めて腰痛になったかたや、腰痛予備軍のかたの抱かれる疑問にもお答えしました。それとともに、すでにガンコな腰痛にお悩みのかたのために、身体に負担をかけない最新の治療法やチーム医療など、最先端の情報も盛りこみました。皆さんの腰痛対策と予防に本書をお役立ていただき、不安のない毎日を送っていただければ幸いです。

2004年1月　伊藤　晴夫

間違いだらけの常識が痛みを長びかす！
あなたの腰痛はこれで治せる ◎目次

はじめに　3

PART 1
冷やすか温めるか？ 伸ばすか曲げるか？ 間違いだらけの腰痛知識に一発解答！　15

Q **腰痛のとき、腰は温めたほうがいいの？　冷やしたほうがいいの？**　16
A 基本は温めて治す。ただし急な痛みの場合は、冷やして痛みをやわらげる

Q **寝るときの姿勢——腰は伸ばしたほうがいい？　それとも丸まったほうがいい？**　18
A 腰痛があるときは、エビのように丸まって横向きに寝る

Q 喫煙が腰痛に悪いって聞いたけど、本当なの？ 20
A 無関係なようでも、喫煙は腰痛を悪化させる恐れが大きい

Q ぎっくり腰など急な腰痛のとき、すぐに病院に行ったほうがいい？ 22
A 足のしびれや痛み、脱力、熱、排尿障害などがあるときはすぐ病院に

Q 腰痛のとき、マッサージをするのは効果的？ 24
A 基本的にはプラス効果だが、痛みが起こった直後にするのは逆効果

Q 腰痛が持病の人は、スポーツをしてはいけない？ 26
A ストレッチや水中運動など、適度なスポーツはむしろ必要

Q 柔らかいベッドは腰痛に悪いってホントなの？ 28
A 柔らかいベッドは腰痛を悪化させる。ベッドや敷布団は硬めがベター

Q 立っているより、座っているほうが腰痛になりにくいの？ 30
A 座っていても、長時間同じ姿勢をとっていれば腰痛になる

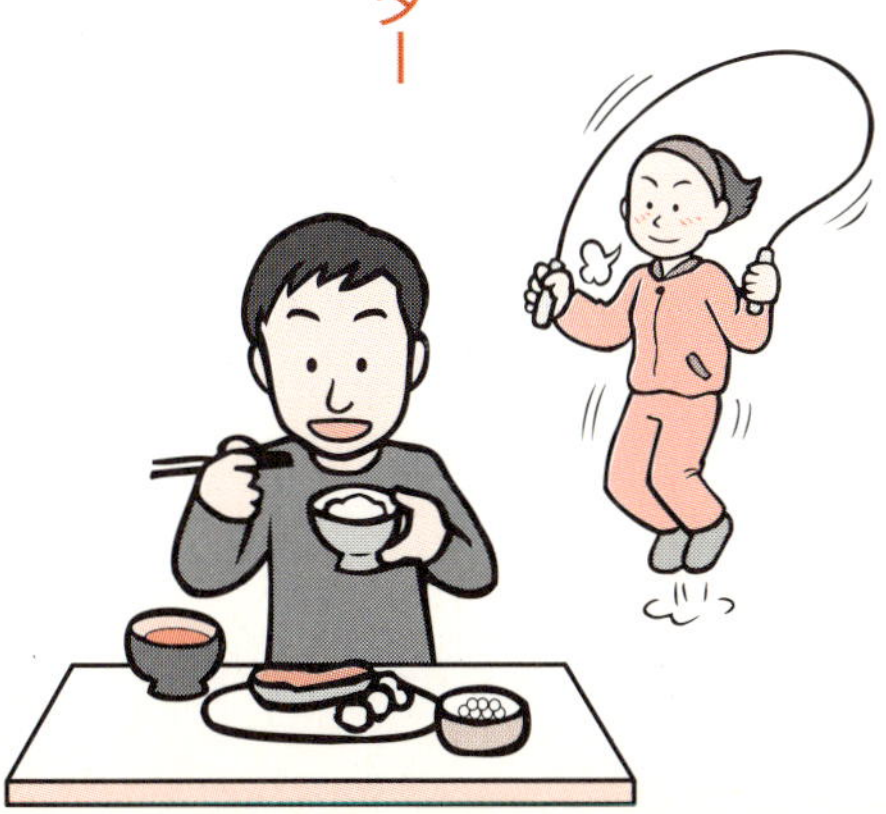

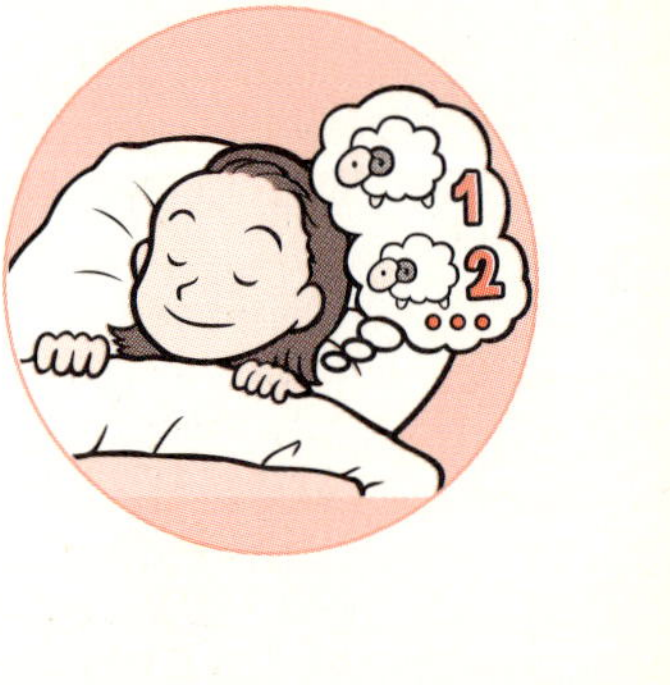
1
2

CONTENTS

Q 気温、室温が低ければ腰痛になりやすいの？ 32
A 寒い時期は血行が悪くなることから、腰痛になりやすい

A ほとんどの場合、手術しなくても症状は軽くなる

Q ぶら下がったり反り返ったりする健康器具は腰痛には効果的？ 38
A あくまでも"健康"のため、腰痛"治療"には使わない

Q お風呂に入って腰痛になることがあるって本当？ 40
A 入浴時の姿勢やイスが低いと腰痛の原因になる

Q 腰痛があるけれど病院に行く時間がない。市販薬で治すことは可能？ 42
A 市販薬はあくまでも対症療法。原因を治すことはできない

PART 2 間違った立ち方、座り方、寝方、姿勢が腰痛を引き起こす！ 47

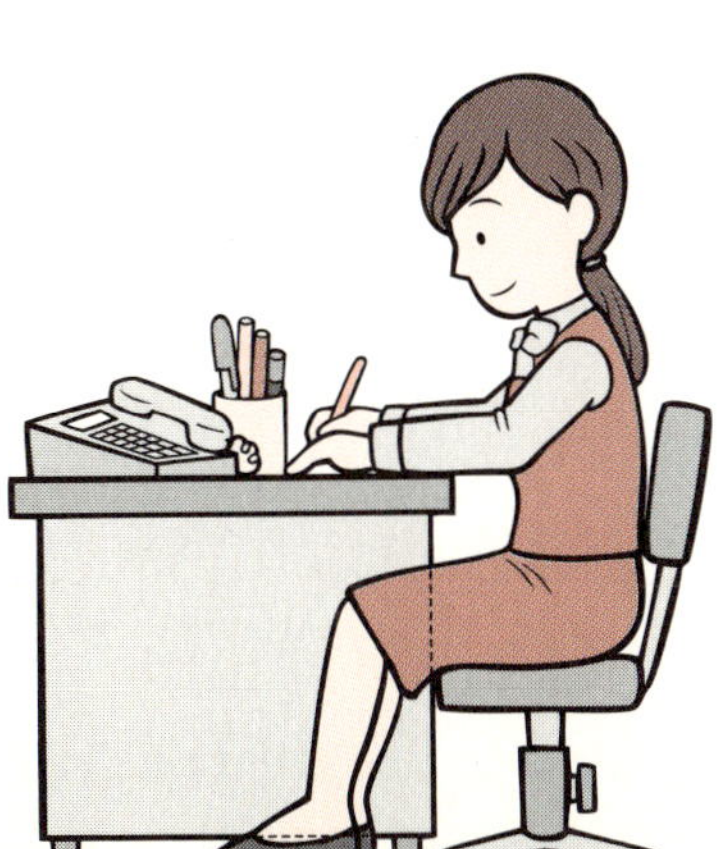

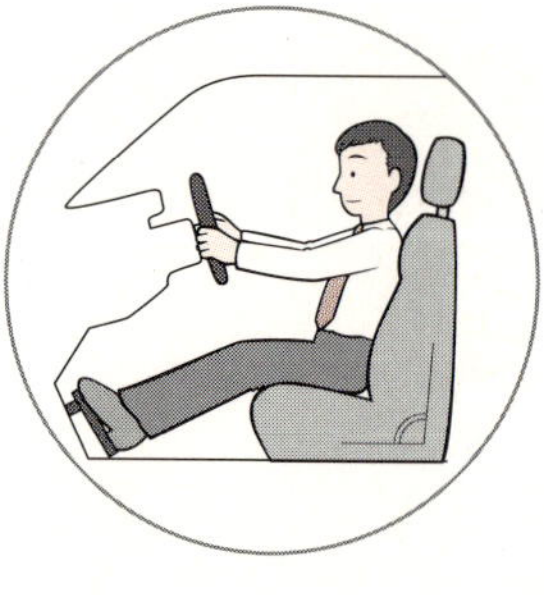

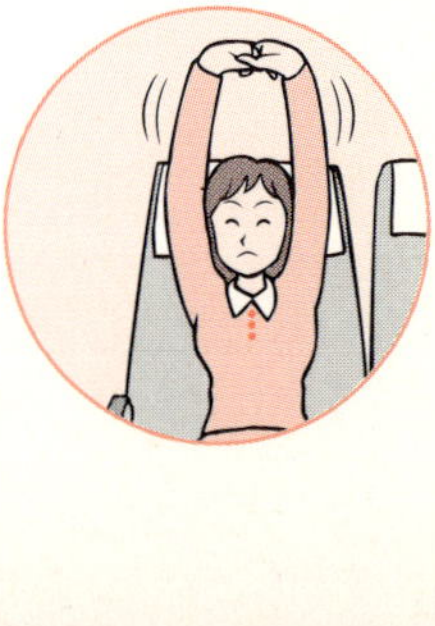

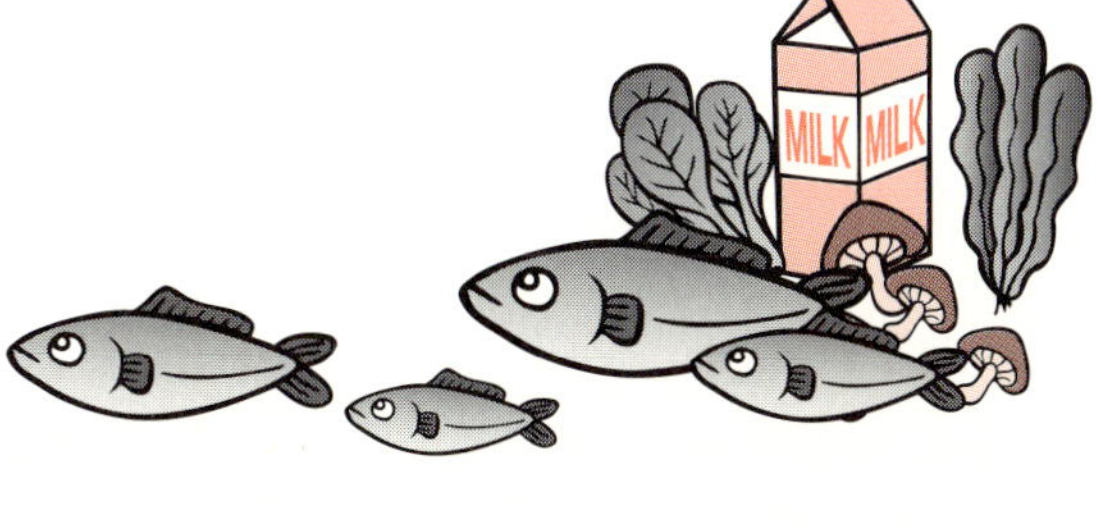
MILK
MILK

PART 5 病院と診療科の選び方——最新治療とケアの現場から

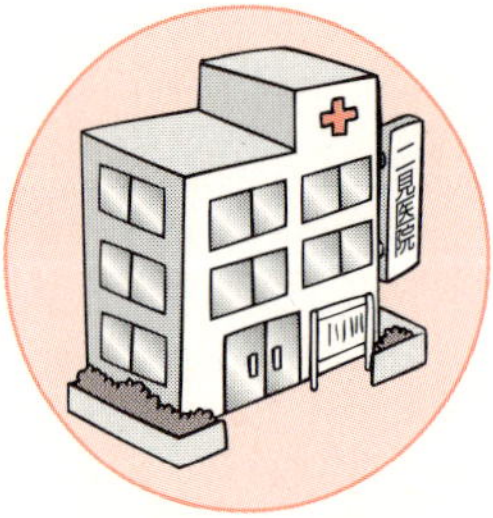

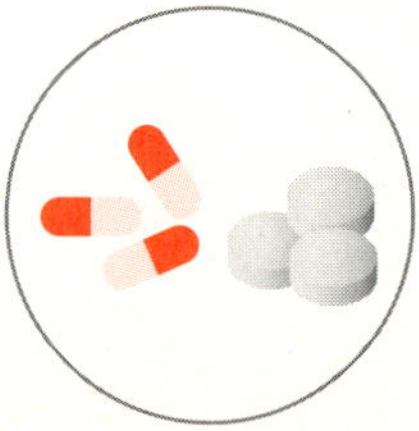

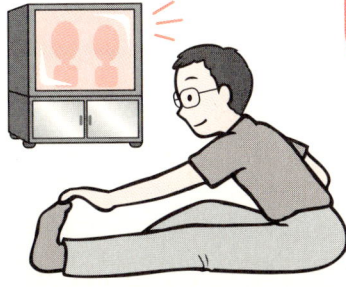

カバー写真撮影／椋本　隆
本文イラスト／海老原　直美
本文デザイン／エディ・ワン（河合　千景）

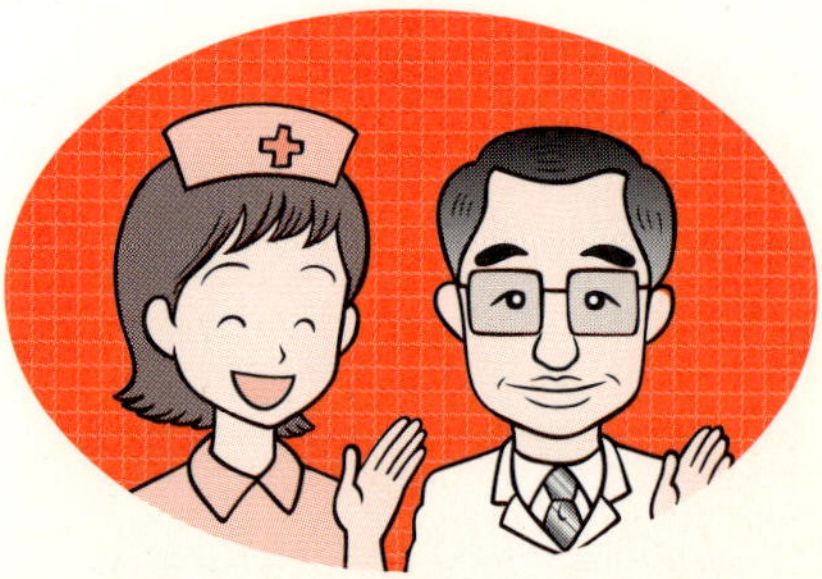

PART

1

冷やすか温めるか？伸ばすか曲げるか？間違いだらけの腰痛知識に一発解答！

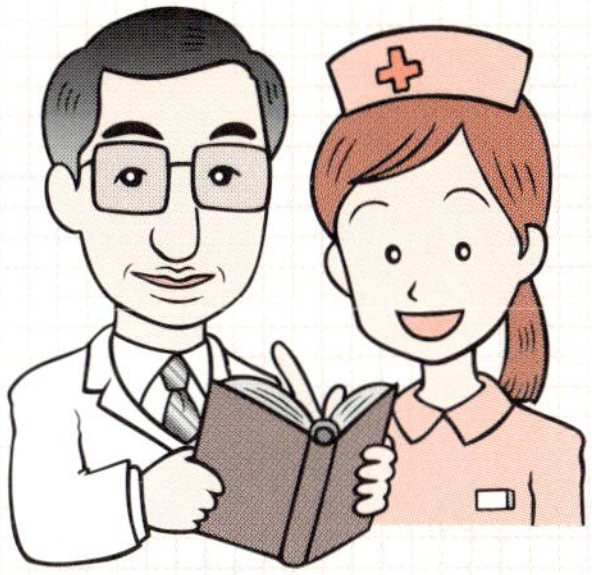

なんとなく信じていた俗説や間違った知識、治療で痛みを長びかしている人も多い。代表的な疑問15問を挙げてみた！

Q 腰痛のとき、腰は温めたほうがいいの？ 冷やしたほうがいいの？

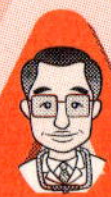

A 基本は温めて治す。ただし急な痛みの場合は、冷やして痛みをやわらげる

「何でも冷やす」はかえって逆効果にも!?

「とにかく冷やせば痛みが取れる」と、腰痛のときに冷湿布を貼るかたが多いと思います。確かに冷やすと、痛みがスッとやわらいでいきます。しかしその一方、入浴して温まると腰痛が楽になることもあります。

実はこの〝冷やす〟と〝温める〟は、どちらも腰痛に効果があるのですが、やりかたしだいでは、逆効果になってしまうことがありますから、この際その違いをしっかり覚えておきましょう。

まず冷やすほうですが、冷やされるとその部分の血管が収縮して血行が悪くなり、筋肉などの組織への血流が減少します。と同時に、冷やすことには麻酔作用があるため、痛みを鎮め、組織から熱を奪って炎症を抑えてくれるのです。

ですから、ぎっくり腰など急性腰痛の初期、強い痛みが始まった時期や、感染症など炎症の強い病気、スポーツの直後で筋肉に熱があるときなどは、冷やしたほうがよいのです。

冷やす・温める時間の目安は15分

また、皮膚は短時間で温度が変化しますが、筋肉やその下の組織は冷えるまでに時間がかかります。効果を十分得るには、15分以上冷やす必要があります。けれども長時間冷やし

✚ “自家製”温湿布の作り方!

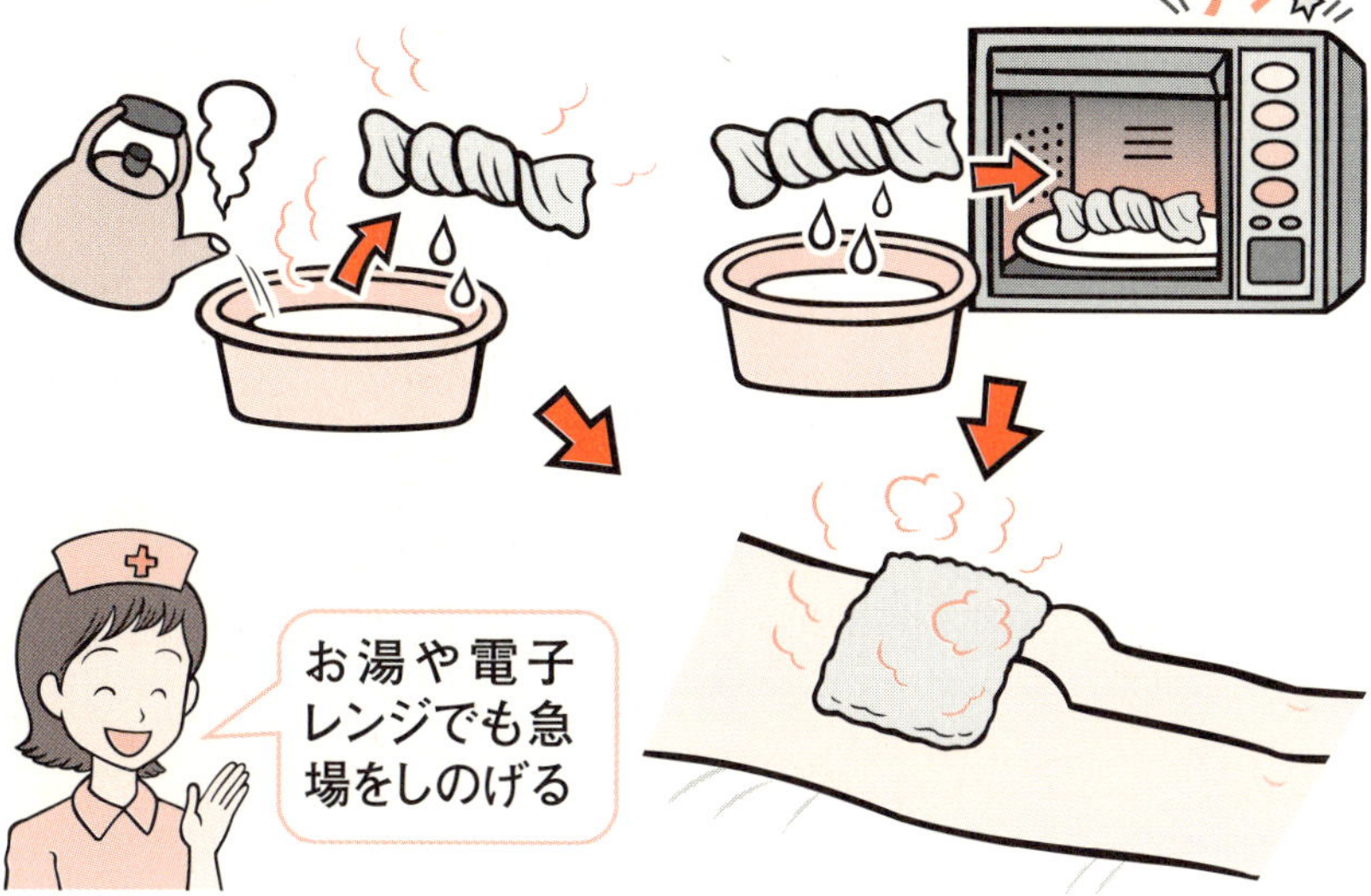
チン
お湯や電子レンジでも急場をしのげる

つづけると、今度は筋肉が硬くなってしまいます。一般的に冷やす時間は15分から20分程度を目安にし、長時間冷やしすぎないよう注意しましょう。

　では次に、温めた場合はどうでしょうか。温めると、冷やした場合とは逆に血管が拡張して血液の循環がよくなり、筋肉などの組織は柔らかくなります。そのため筋肉の凝《こ》りや、急性期を過ぎた腰痛、疲労性・慢性的な腰痛には、温めたほうが効果的です。

　ただし、ぎっくり腰になったばかりで強い痛みのあるときや、炎症を起こしているときなどは、温めるとかえって痛みが強くなってしまいます。また、十分な効果を得るにはやはり15分以上温める必要があります。

　つまり、強い痛みのある急性の腰痛では、初めに冷やして痛みを取り、症状が落ち着いたあとに温めるのが、基本となります。それに対して疲労性・慢性の腰痛では、必ずしも冷やしてから温める必要はありません。

Q 寝るときの姿勢——腰は伸ばしたほうがいい？ それとも丸まったほうがいい？

A

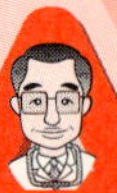

腰痛があるときは、エビのように丸まって横向きに寝る

痛いときはエビのような姿勢でラクになる

集中して作業をしたあとなど、腰が疲れたとき、私たちはよく背筋を伸ばして、トントンと腰をたたきます。背中を伸ばすことで、凝りがほぐれるのです。それと同様に腰痛があるときも、背中を丸めて寝るよりも、腰を伸ばして寝たほうが心地よいのではないか、と思うかたもいらっしゃるでしょう。

ところが腰痛がある場合は、エビのように背中と腰を丸め、横向きに寝るのが、もっとも痛みがやわらぐ寝方なのです。急性の腰痛に襲われ、強い痛みがある場合などは、この姿勢で横になるようにします。

仰向けに寝る場合には、毛布や座布団などを丸めて膝の下に入れます。これは座骨神経の緊張をゆるめ、痛みを軽くするためです。身体を伸ばすのは確かに心地よいのですが、その姿勢を長時間つづけることは、かえって負担になってしまいます。

では日常的に腰痛を予防する、あるいは腰への負担を少なくするには、どのような寝方がよいでしょう。基本的には立っているときと同様に、脊柱《せきちゅう》が自然なS字カーブを描くように寝ればよいのです。仰向けの場合は、足を少し高くするか膝を少し曲げると、脊柱が自然のS字カーブに近くなります。横向きの場合には腰と膝を少し曲げるようにします。

✚ 腰痛を柔らげる寝方

横になって、エビのように丸まるとラクになる

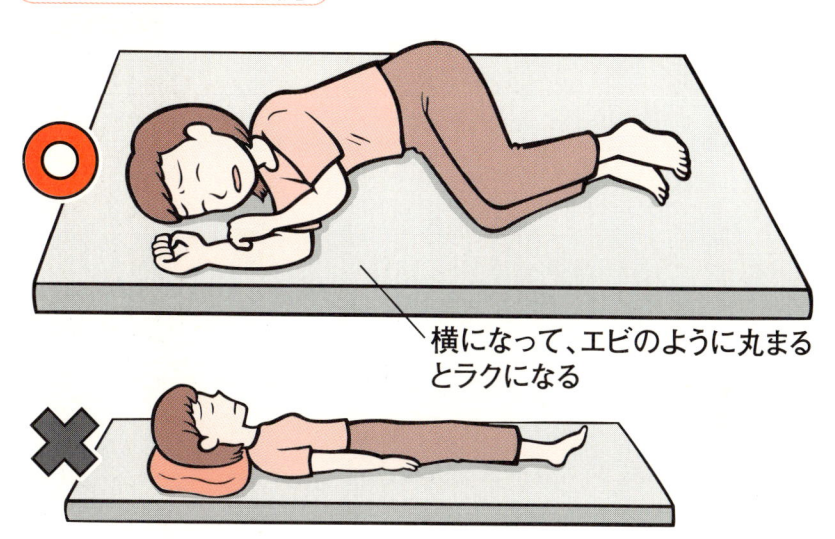

寝相が悪いほうが腰痛にはプラス！

うつぶせは腰椎が反ってしまい腰痛を起こしやいため、おすすめできません。どうしてもうつぶせで寝たい場合は、腰の下に枕や毛布を入れて、腰椎の反りが少なくなるようにします。ただし、この姿勢で本を読んだりすると腰への負担が大きいのでやめましょう。

ところで、昔からまっすぐ上を向き身動きひとつせずに寝るのが〝寝相がよい〟といわれてきました。けれども腰痛予防の観点からは、寝相はよいよりも悪いほうがいいのです。

寝相がよく長い時間動かずにいると、血液循環が悪くなって筋肉が硬くなったり、脊椎《せきつい》の関節や靭帯《じんたい》などが硬くなって動きにくくなったりしてしまうのです。それに対して寝相の悪い人は長時間じっとしていることがなく、寝ているあいだも動き回るので、筋肉が硬くなったり、同じ場所にずっと負担がかかったりせずにすむわけです。

Q 喫煙が腰痛に悪いって聞いたけど、本当なの？

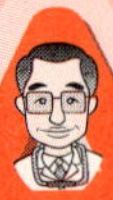

A 無関係なようでも、喫煙は腰痛を悪化させる恐れが大きい

ヘビースモーカーは、腰痛が悪化？

患者さんから「アルコールは腰痛に影響があるんですか？」とか、「タバコは腰痛に関係ないですよね？」などと、よく質問を受けます。どちらも好きな人にはなかなかやめられない嗜好品なので、悪影響があるとなるとやっかいです。

ところが実は、アルコールも手放していいとはいえないのですが、両者を比較すれば、アルコールよりもタバコのほうが害が大きいのです。

タバコに含まれるニコチンには、血管を収縮させる作用があります。そのためタバコを吸うと血液の循環が悪くなり、神経障害がひき起こされたり、筋肉が硬くなって腰痛が悪化したりすることがあるのです。

つまり、腰痛や歩行困難がある人にとってタバコは、症状をひどくする恐れがたいへん大きい、危険なものだといえるわけです。

ですからアメリカの神経外科医のなかには、脊髄の病気の人がタバコをやめないと、手術を断る医師もいるほどです。

アルコールは適量ならOK

腰痛をともなう病気のなかでも喫煙の影響が特に大きいのは、脊柱管狭窄症《せきちゅうかんきょうさくしょう》や椎間板《ついかんばん》ヘルニア、脊髄腫瘍《せきずいしゅよう》など。神経が圧迫を受けて

タバコは腰痛の大敵! 上手に禁煙するコツ

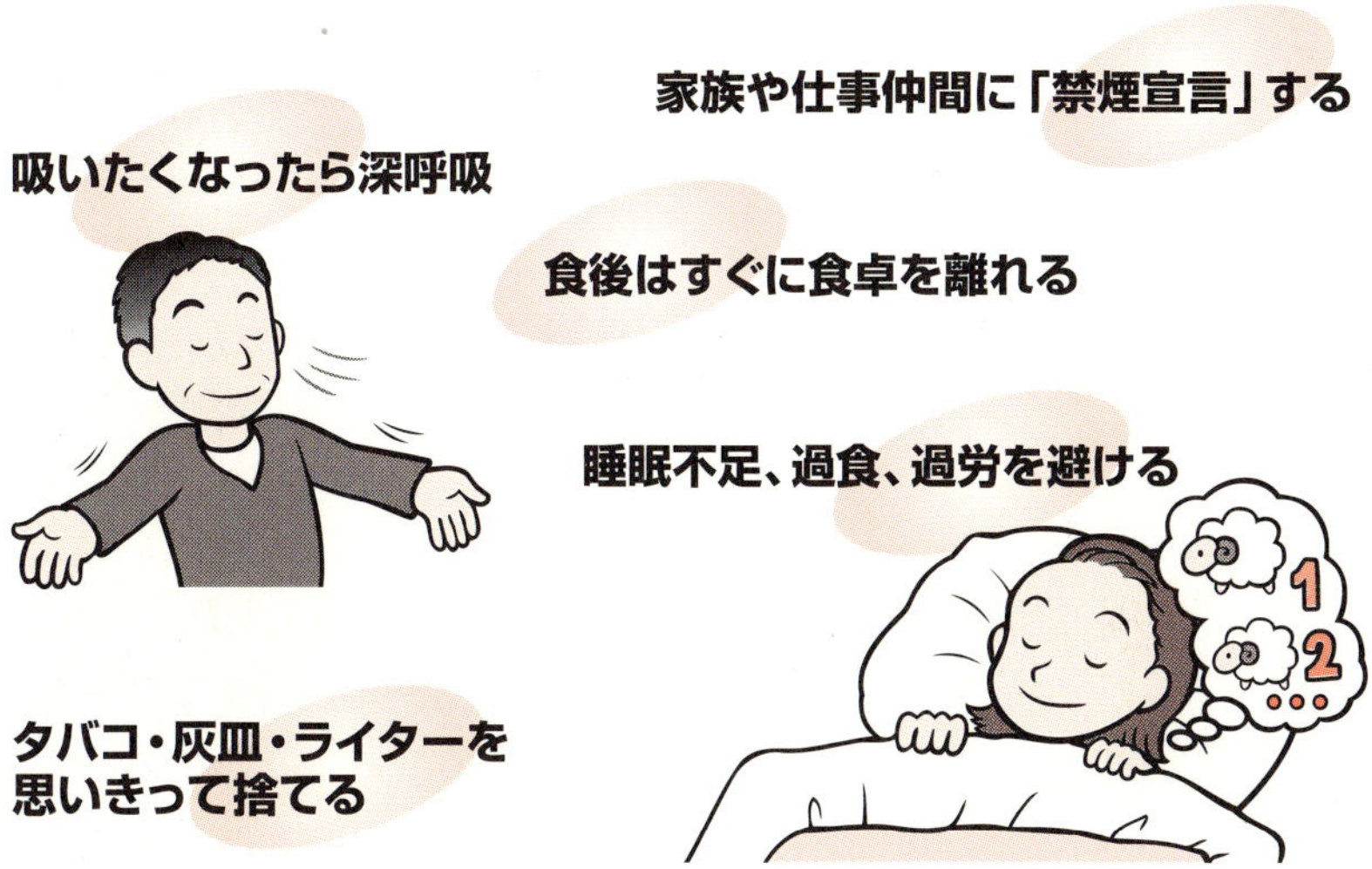
家族や仕事仲間に「禁煙宣言」する
吸いたくなったら深呼吸
食後はすぐに食卓を離れる
睡眠不足、過食、過労を避ける
1
2
タバコ・灰皿・ライターを
思いきって捨てる

いる病気です。タバコは肺癌《はいがん》の原因になるだけではなく、腰痛にも悪いのです。

　このように健康に悪影響を及ぼすことや、周囲への迷惑も考え合わせると、腰痛を機に禁煙することをぜひともおすすめします。少しずつ減らしていく方法はとっつきやすいのですが、その反面元に戻りやすいところがあります。思いきってすっぱりやめるのが、禁煙を成功させる秘訣です。

　また、アルコールにはタバコと違い、血管を広げる作用があります。そのため血行がよくなるという効用もありますが、危険もあります。利尿作用があるため、たとえばゴルフのときなど運動の途中で飲酒すると、脱水症状になったり、心臓発作を起こしたりすることがあります。

　大量に飲めばアルコールはカルシウムを流失させてしまいますので、骨をもろくする結果となります。あくまでも、量を過ごさないことがたいせつです。

Q ぎっくり腰など急な腰痛のとき、すぐに病院に行ったほうがいい？

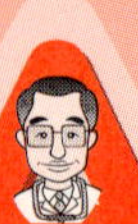

A 足のしびれや痛み、脱力、熱、排尿障害などがあるときはすぐ病院に

ぎっくり腰になっても慌てずに！

腰痛と一口にいっても、原因はさまざまです。症状もそれぞれ異なりますし、すぐ病院に行ったほうがいいかどうかも、原因によって違ってきます。

たとえば体勢を整えないで急にくしゃみをしたり、荷物を持ち上げたり、階段を下りようとしたときなどに腰が〝きくっ〟となる、いわゆる〝ぎっくり腰〟（急性腰痛）の場合。

ぎっくり腰は、西洋では〝魔女の一撃〟と表現されるほど強い痛みに襲われますが、ほとんどの場合、強い痛みは数日で、1週間もすれば元の生活に戻ることができます。

ですから、この場合はベルトやコルセットなどで腰を固定し、3、4日安静にして経過をみてよいでしょう。鎮痛剤があれば服用してもかまいません。ただし急性期を過ぎても痛みが軽減しなかったり、逆に痛みが強くなるようなら、病院に行って相談してください。

足のしびれや痛みをともなう場合や、下肢《かし》に力が入らない場合、あるいは排尿障害（なかなか出なかったり、それまでなかった尿漏れがあったり）がある、肛門周囲の感覚がない、といった症状がある場合は、すぐ病院に行くようにします。これらは神経の圧迫からくるマヒ症状であるため、検査と治療が必要となることが多いからです。

✚こんな場合はすぐに病院に！

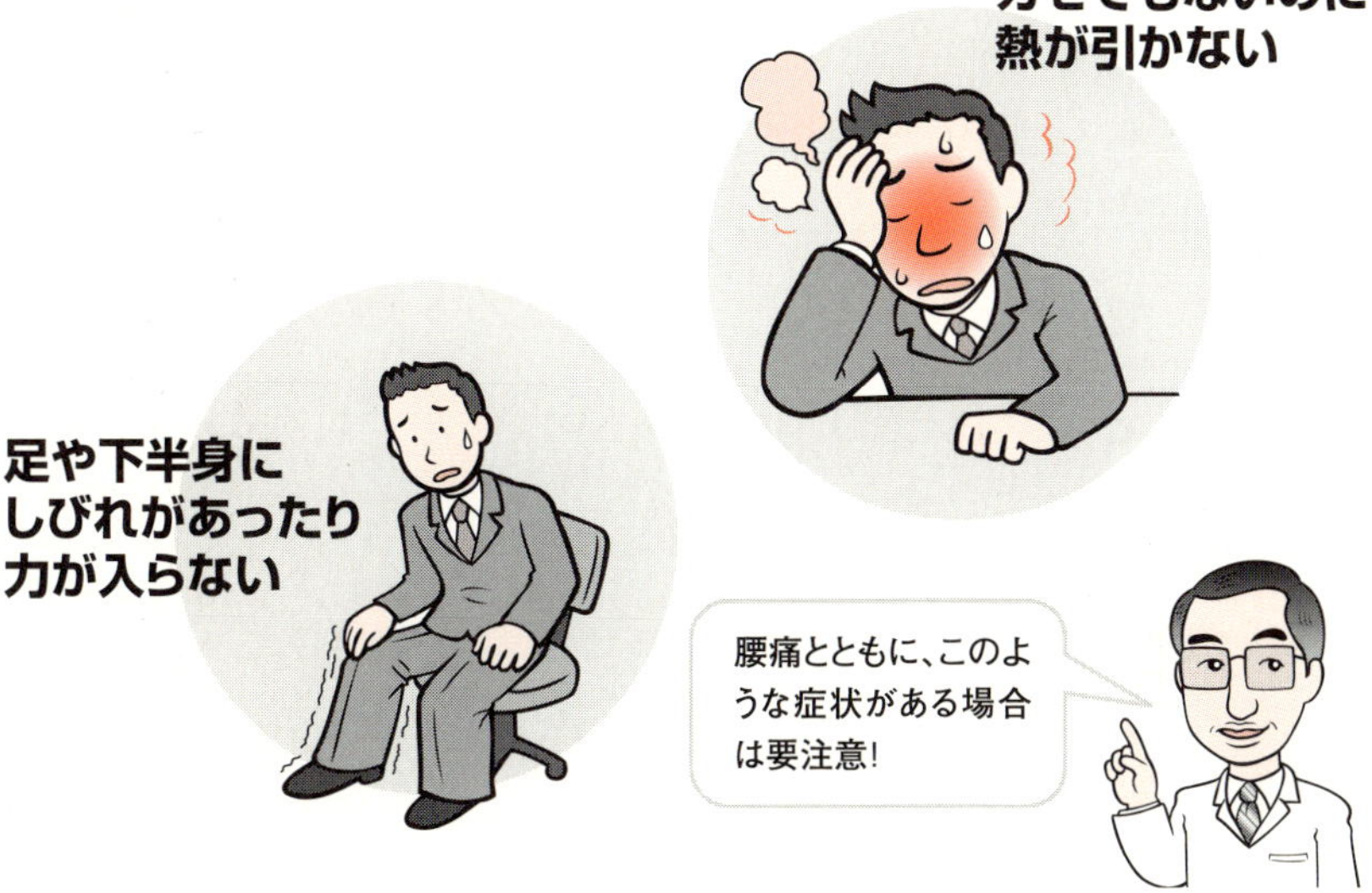
カゼでもないのに
熱が引かない
足や下半身に
しびれがあったり
力が入らない
腰痛とともに、このような症状がある場合は要注意！

病院に行くべきケースも覚えておく

特に排尿や排便に障害がある場合は、馬尾《ばび》神経障害といって、緊急な処置（手術）が必要なことがありますので、急いで専門医に診てもらったほうがよいでしょう。

カゼなど内科の病気がないのに、長時間熱がつづいて腰痛がある場合は、椎間板炎や骨髄炎などの感染症の疑いもあります。この場合もすぐ病院に行って医師に相談しましょう。

そのほか腹痛をともなう腰痛の場合は、尿路結石や腎臓、すい臓、肝臓の病気や、女性でしたら婦人科の病気も疑われます。痛みが軽くなってもそのままにしておかず、泌尿器科や内科、婦人科など、該当する診療科で診察を受けるようにします。

足のしびれや痛み、脱力、熱、排尿障害などをともなう腰痛の場合は、すぐ病院に行く。痛みが長びいたり、徐々に強まったりする場合には病院に行く、というのが基本です。

Q 腰痛のとき、マッサージをするのは効果的？

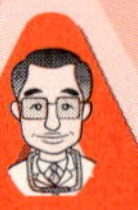

A 基本的にはプラス効果だが、痛みが起こった直後にするのは逆効果

マッサージで症状が悪化することもある!?

マッサージは基本的に、腰痛にはプラスです。筋肉内の血液の循環をよくしますから、老廃物を押し出して新しい血液を入れ、リフレッシュして、凝りや痛みをやわらげる効果があるのです。

ただし、ごく急性期、ぎっくり腰のぎくっときた直後などは、マッサージをするとよけい症状を悪化させてしまう場合がありますので、注意が必要です。

痛みが起こった直後は、筋肉が緊張して硬くなっていますから、あまりいろいろなことをしないほうがいい、というのが腰痛に関する定説です。つまり腰を固定し、鎮痛剤や筋弛緩剤などを飲んで、安静にしているのが基本的治療法だということです。固定、安静、鎮痛剤が3原則と覚えておくといいでしょう。その際、鎮痛効果があるので短時間冷やすと有効です。

マッサージは痛みがやわらいでから

3、4日はじっとして、痛みがやわらぐのを待ちます。そしてその時期を過ぎたのちに、温め、ストレッチ、マッサージなどを開始します。温めて血液の循環をよくするとともに、ストレッチやマッサージによって、筋肉を柔らかくほぐしていくわけです。

✚ 急な痛みに対する「三原則」とは？

①安静を心がける

②コルセットなどで患部を固定する

③クスリ（鎮痛剤）で痛みをやわらげる

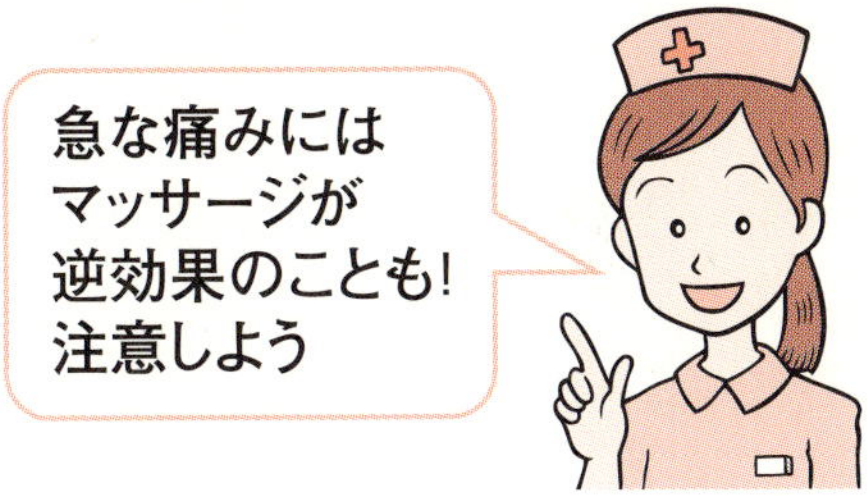
急な痛みには
マッサージが
逆効果のことも!
注意しよう

初期は安静、痛みがやわらいだのちに、ストレッチやマッサージなどを開始するというのが、ぎっくり腰など急性腰痛の一般的な治療法です。

マッサージは筋肉の構造に合わせて、つまり筋肉の走行している方向に沿って行なうのが一般的です。

強いマッサージは強い運動と同じ

また、マッサージには強弱があります。強いマッサージのほうがよく効くように思うかたも多いでしょうが、そうではありません。強いマッサージはかえって筋肉の痛みを強くしてしまう可能性がありますから、注意が必要です。

基本的に柔らかいマッサージは柔らかい運動と同じ、強いマッサージは強い運動と同じと考えてください。身体に故障があるのに、いきなり強い運動をしたのでは、よけい調子が悪くなってしまうのと同じことです。

Q 腰痛が持病の人は、スポーツをしてはいけない？

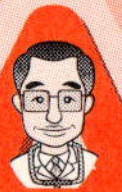

A ストレッチや水中運動など、適度なスポーツはむしろ必要

腰をひねる野球やゴルフ、テニスはダメ

　腰痛もちの人はスポーツをしてはいけないと思っているかたも多いようですが、そんなことはありません。なにも野球やサッカーばかりがスポーツではないのです。腰痛のあるかたは、腰に負担をかけずにできるスポーツをすればよいわけです。

　身体を動かすことに不安のあるかたもいらっしゃるでしょうが、急性期で強い痛みがある場合はともかく、回復期にあるかたや、慢性腰痛のかたは、むしろ適度なスポーツをするほうがよい場合が多い。適度なスポーツで筋力がつき、あるいは柔軟性を保つことが可能になり、腰痛緩和につながるからです。

　では、どんなスポーツをすればよいかというと、持病の内容によっても違いますが、特におすすめは水中運動です。水中では水の浮力と抵抗によって、体重の負担が腰にかからず、腰痛のある人には最適なのです。

　とはいっても競技選手のような力泳をしたのでは、いくら水中でも腰に負担がかかってしまいます。腰痛のあるかたには、筋肉をもみほぐす程度のリラクゼーション的な水泳や、水中ウォーキングがよいでしょう。

　また、マイペースでできて腰の筋力強化につながるウォーキングも、おすすめできる運動のひとつです。外に行けないときや時間の

✚ マイペースでできる運動がグッド

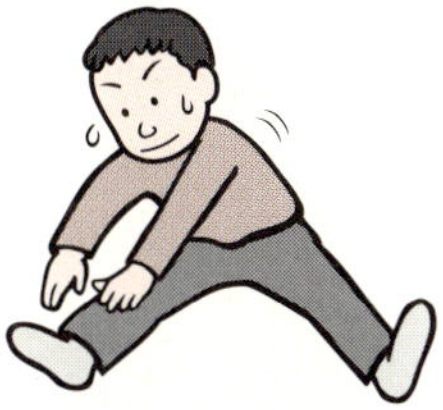
ストレッチ運動

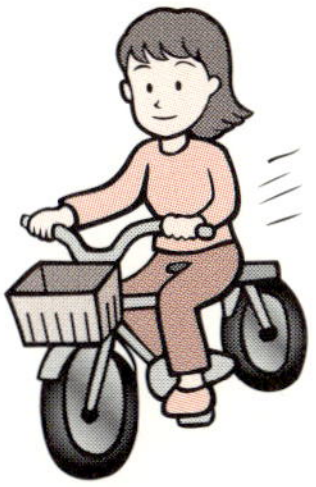
サイクリング

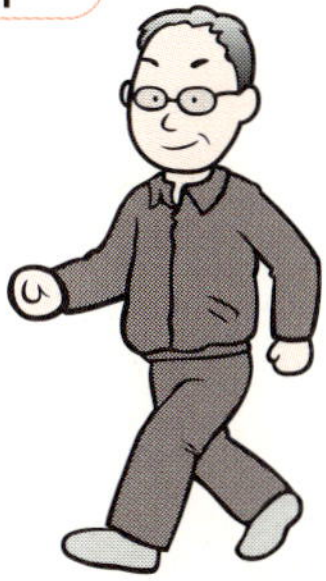
軽いウォーキング

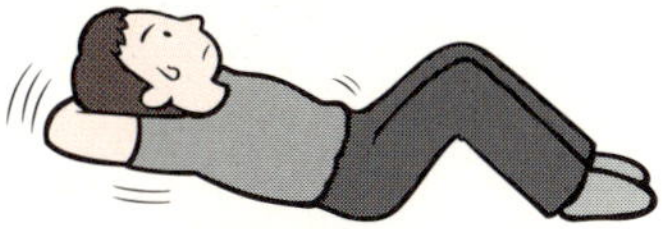
腹筋運動

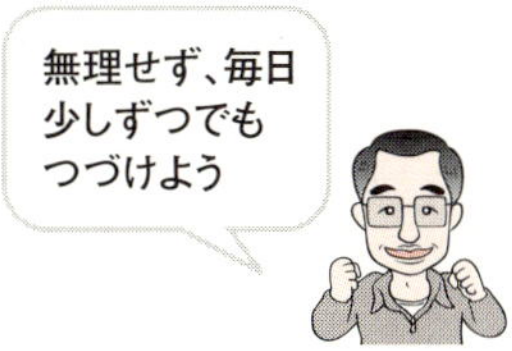
無理せず、毎日
少しずつでも
つづけよう

ないときは、ストレッチ運動や腹筋運動をするといいでしょう。

反対に、腰痛のある人がやってはいけないスポーツもあります。重い物を挙げるような動作のある運動は、腰痛のある人には不向きですし、腰をひねる動作をともなうスポーツもいけません。腰骨にはもともと、解剖学的にひねる構造がないので、ひねりが入ると腰に負担がかかってしまうのです。

ゴルフにテニス、登山の下山時にも要注意

ゴルフやテニス、あるいは野球のスイングなどは、かなり強いひねりが入りやすいのです。またバレーボールでスパイクを打つときのように、前後に反るのも背筋の負担が大きく注意が必要です。

重い物という点では、山登りも荷物を背負うことが多く、特に下りでは重力と合わせて、非常に重い負担が腰にかかるため、下山時に腰を痛めてしまう人も多いのです。

ウエイトトレーニングも、避けたほうがよいでしょう。ウエイトトレーニングは元来、腰などに故障がなく、腹筋などもしっかりしている人が対象のものだからです。

Q 柔らかいベッドは腰痛に悪いってホントなの？

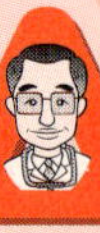

A 柔らかいベッドは腰痛を悪化させる。ベッドや敷布団は硬めがベター

押したとき手の厚みが沈む程度の硬さが目安

日中は痛みを感じないのに、朝目が覚めたときや、ベッドから起き上がろうとしたときに腰が痛い。そんな経験はありませんか？　こんな症状には、寝ているときの姿勢や動き、そして寝具の柔らかさが大きく関わっています。

柔らかい寝具と硬い寝具では、柔らかいほうが身体が楽なように思えますが、実はそうではありません。

寝具が柔らかすぎると、仰向けに寝たときにお尻が沈みこんでしまい、腰椎が前に反って腰痛の原因となります。横向きに寝たときには骨盤が沈みすぎて、腰の片側に大きな負担がかかってしまいます。さらに寝返りが打ちにくく、腰椎を無理にねじる結果となり、これも腰痛の原因になります。

つまり、寝具は柔らかいと感じるものより、硬めのものを選んだほうがよいのです。

特に椎間板の悪い人や、神経の通り道が狭くなっている脊柱管狭窄症の人には、硬めの敷布団あるいはマットをおすすめします。硬さの目安としては、手で布団やマットを押さえたとき、手の厚みが沈む程度のもの。

手首まで布団に埋まってしまうような柔らかいものは、よくありません。硬めの布団を1枚、畳の上に敷いて寝る程度が、理想的です。

ただし、いくら硬めがいいといっても、あまりに硬いものはおすすめできません。寝心地が悪いだけでなく、老人の場合は褥創《じょくそう》を作ってしまうこともありますから、あくまでもほどほどです。

掛け布団は、軽くて動きやすいものを選びます。軽い布団のほうが、寝ているあいだに身体をたくさん動かすことができて、腰が硬くならないからです。

✚ 適度な硬さ、軽さの寝具を選ぼう

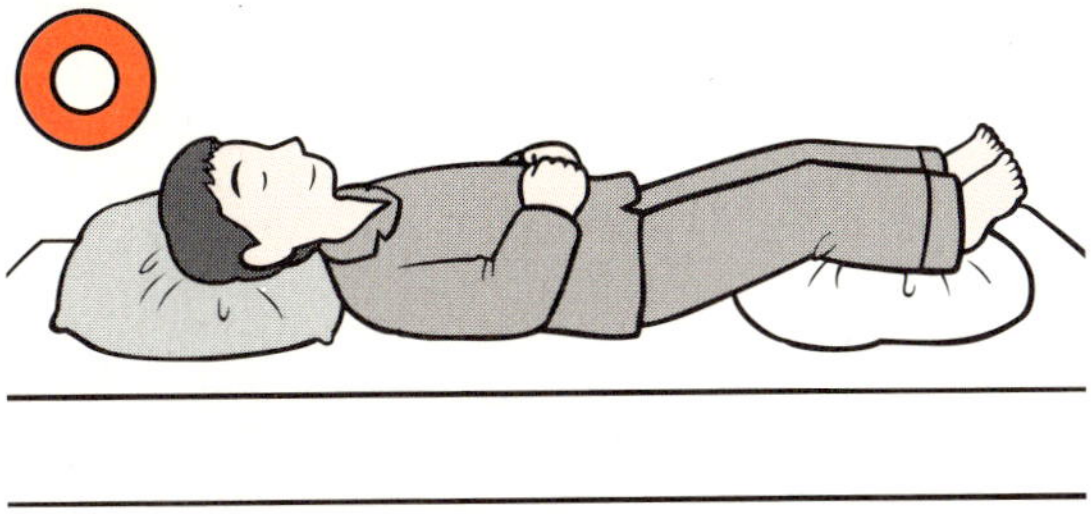

腰と背中全体が自然に、沈みこむぐらいがベスト

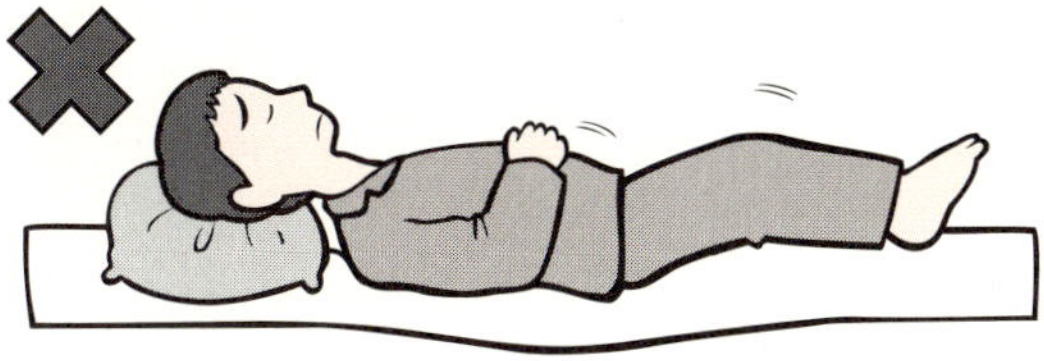

腰が深々と沈みこむほど柔らかいのはよくない

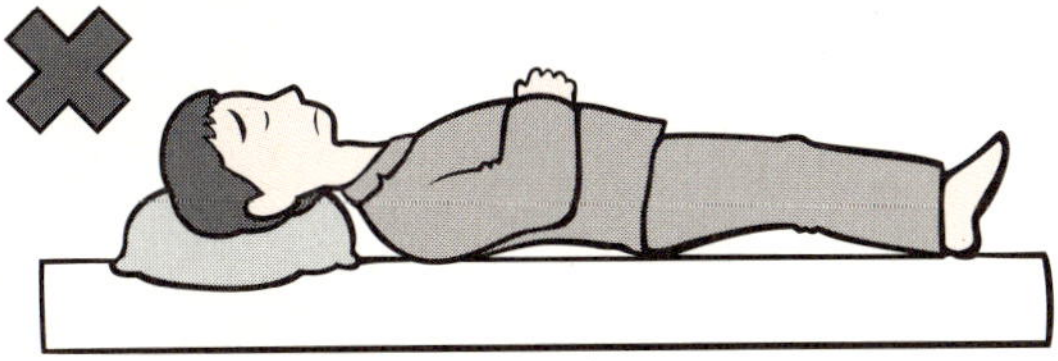

逆に硬すぎても腰が反ることになりよくない

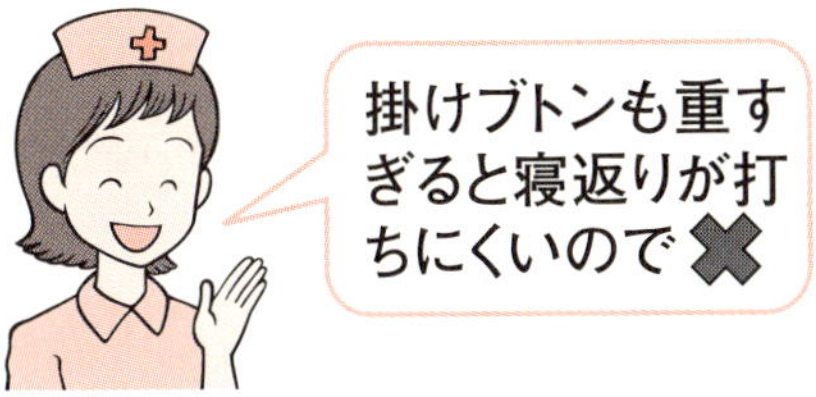
掛けブトンも重すぎると寝返りが打ちにくいので ✖

Q 立っているより、座っているほうが腰痛になりにくいの?

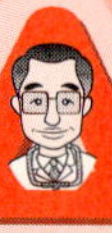

A 座っていても、長時間同じ姿勢をとっていれば腰痛になる

じっとしているより、短時間で姿勢を変えるほうがいい

立ち仕事の人と座り仕事の人では、どちらが腰痛になりやすいのでしょうか?

ちょっと考えると、立っているほうが腰に大きな負担がかかりそうです。ところが椎間板にかかる負担は、椅子に腰かけているほうが、立っているときより約40パーセントも大きいことがわかっています。

ただし立ち仕事となれば、いつもよい姿勢で立っていられるわけではありません。前かがみになったり、物を持ち上げたりといった動作がともなうものですし、長時間同じ姿勢で仕事をしなければならないこともあります。

立っているときは、それだけで背筋を使っているため、筋肉の疲労を招きます。そのうえ長時間同じ姿勢がつづけば疲労が溜まって、筋肉が硬くなってしまうわけです。

座っている場合も、もともと腰椎への負荷が大きいうえに、前かがみになってキーボードを打つなど、姿勢によって腰への負荷が大きくなります。さらに長時間同じ姿勢をつづければ、やはり筋肉に疲労が溜まって硬くなってしまいます。

立ち仕事でも座り仕事でも、腰に負担がかかる状態で、長時間同じ姿勢をつづけていると、腰痛になる可能性が高いのです。言い換えれば腰痛を防ぐいちばんのポイントは、同

✚ 姿勢によって椎間板への負担も変わる!

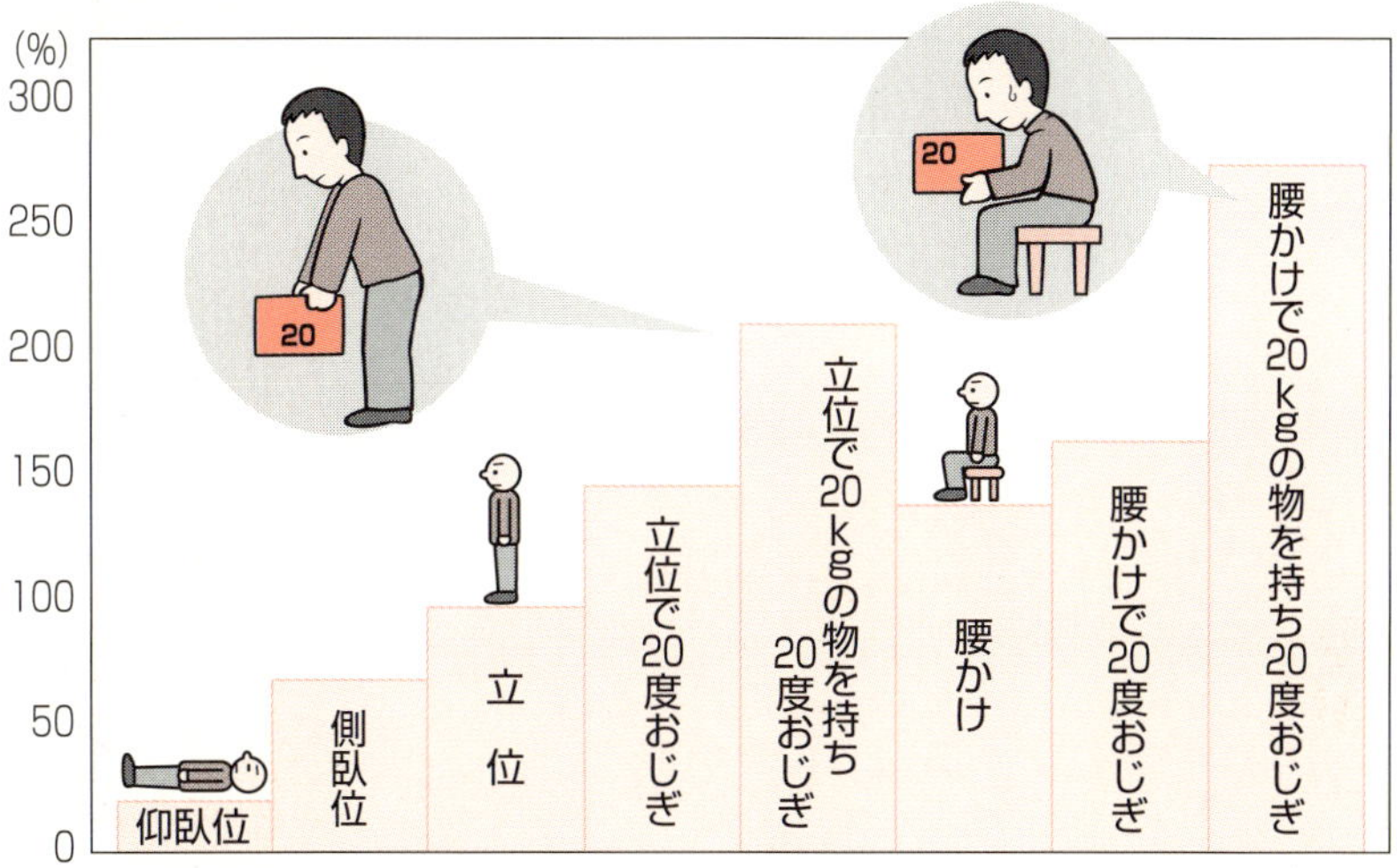
(%)
300
250
200
150
100
50
0
20
20
仰臥位
側臥位
立位
立位で20度おじぎ
立位で20kgの物を持ち20度おじぎ
腰かけ
腰かけで20度おじぎ
腰かけで20kgの物を持ち20度おじぎ

腰椎椎間板にかかる負担（体重70kgの場合）　（Nachemson1976）

じ姿勢を長時間つづけないこと。短時間で姿勢を変えたり、身体を動かしたりして、筋肉に疲労を溜めこまないことがたいせつです。

座り仕事のかたは、30分ほど同じ姿勢で仕事をしたら、椅子から離れて身体を動かすことが原則です。軽いストレッチ運動などをして、筋肉の凝りをほぐすといいでしょう。

椅子によっても、疲労度はかなり違ってきます。ソファのような、柔らかくて身体が沈みこんでしまう椅子は、腰にはよくありません。シートが硬めで、膝よりもお尻のほうが少し高くなっているものがよいでしょう。

立ち仕事のかたは、足もとにレンガのブロック程度の高さのものを置き、片足を載せてみましょう。こうすると腰の反りが減って、腰への負担が軽くなります。

ある程度時間がたったら足を替えて載せれば、またしばらく楽になります。キッチンで長時間立って料理を作ったりしなければならない主婦のかたにも、おすすめの方法です。

Q 気温、室温が低ければ腰痛になりやすいの？

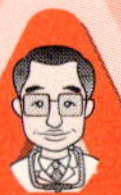

A 寒い時期は血行が悪くなることから、腰痛になりやすい

血行が悪いと、ちょっとしたことで腰痛が起きてしまう

寒いとき、つまり身体が冷えたとき、私たちは背中を丸めたり、ぶるぶる震えたりします。これは外から見える反応ですが、外からは見えない身体のなかでも、寒さによる反応は起こっています。

なかでも腰痛に関係してくるのは、血管が細くなることです。寒さを感じると、私たちの体内では血管が収縮して細くなります。血管は筋肉などの組織に、血液によって栄養や酸素を運ぶものですから、これが細くなれば血液の流れが悪くなり、必然的に栄養や酸素が組織に行き渡らなくなります。

と同時に、血液によって回収されるべき老廃物や二酸化炭素が組織に残ってしまい、しだいに溜まっていきます。要は新陳代謝が悪くなるわけで、新陳代謝が悪くなると、筋肉から柔軟性が失われます。柔軟性が失われて筋肉が凝ったり、硬くなったりするということは、肩や腰の凝りや痛みも起きやすいということです。

運動をする場合でも、ストレッチングをしたり温めたりして、血行をよくし、筋肉を十分に柔らかくしてから行なうのが普通です。筋肉に準備をさせずにいきなり運動をすれば、健康なかたでも足がつったり、肩や腰を痛めたりしてしまいます。

✚ 気温が低いときは、動作に注意！

【くしゃみや咳】

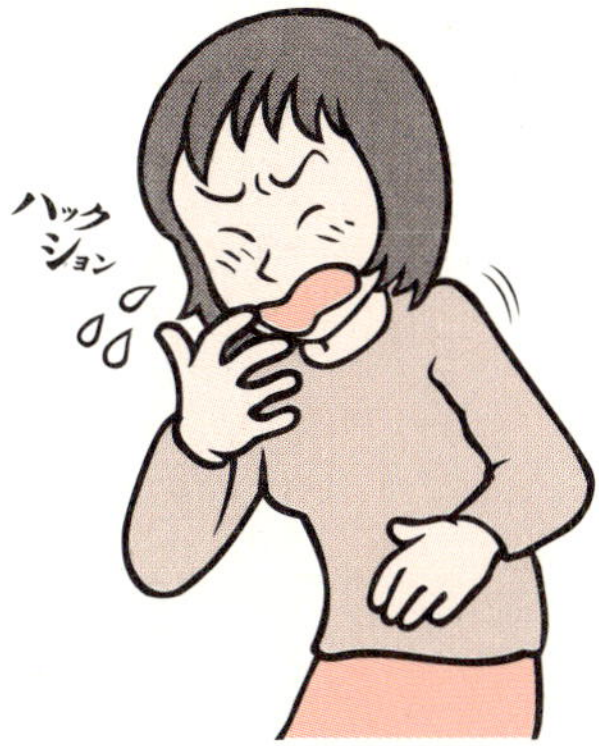

片手をおなかに当て、
力を入れてから行なう

【準備運動】

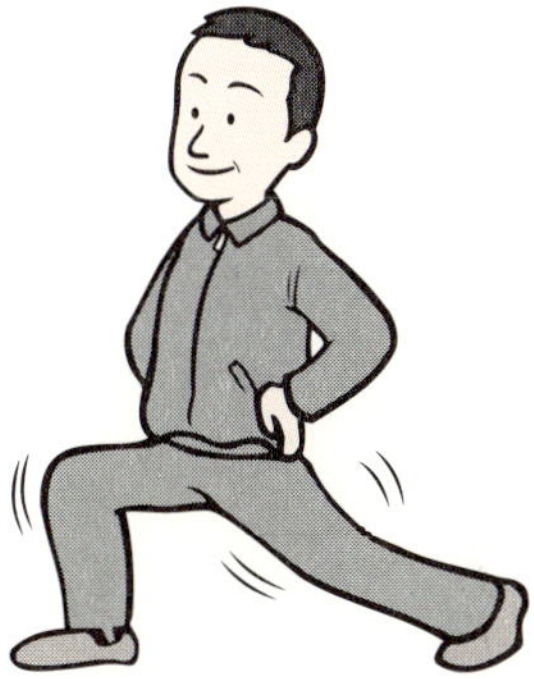

スポーツや運動の前には、
十分に身体を伸ばす

たとえば柔軟体操のとき、友達に背中をグッと押されたら、その拍子に筋肉がけいれんして、痛くて起き上がれなくなってしまったというようなことがあります。これは伸展反射といい、準備状態にないとき、急に力が加わると収縮するという、筋肉の性質によるものです。

同じように寒さで血行が悪くなり、筋肉が硬い状態のとき、なんの準備もなく急激な動きをしたとしたら、どうなるでしょうか。ぎっくり腰になりやすいことは、いうまでもないと思います。

ですから寒いときには暖かいときよりもよけいに、急に荷物を持ち上げたり、変な姿勢で階段を上ったりしないように気をつけないといけません。また、ふいにくしゃみをしただけでも、筋肉が準備状態になければ、ぎっくり腰になることがあります。咳やくしゃみをするときは、少し前かがみになっておなかに力を入れてから、するようにしましょう。

Q ダイエットが原因で腰痛になることがある？

A ダイエットもやり方しだいで、かえって腰痛のもととなる

ダイエットは腰への負担を減らすのでよいはずだが？

太っている人はそれだけで腰椎に大きな負担がかかります。腰椎は上体の重みを支えているからです。そのうえ太ると、おなかに脂肪がついて前にせり出してきます。それを支えるために、ただでさえ前に反っている腰椎がさらに前に反ることとなり、腰痛を引き起こしてしまうのです。

それならば腰痛を防ぐには、ダイエットをすればよいのでしょうか？　答えはイエス、そしてノーです。肥満は腰痛の敵ですから、ダイエットをするにこしたことはありません。ただし間違ったダイエットをすると、とんでもない結果を招いてしまいます。

ダイエットでかえって体脂肪率が増えてしまうこともある

よくあるのが、運動を併用せず食事制限のみでダイエットしたケース。この場合まず最初に減るのは、身体の構成要素のうち水分です。次に減るのが筋肉や骨などの体組織で、脂肪が減るのは最終段階です。

そのため、ある程度ダイエットしても、減ったのは脂肪外組織ばかりで、かえって体脂肪率が上がってしまった、ということが起きるのです。筋肉や骨の量が減れば、当然腰痛になる可能性も高くなります。

減食だけのダイエットでは、インスリン感

✚長い目で、正しいダイエットを

【腹八分目の食事】

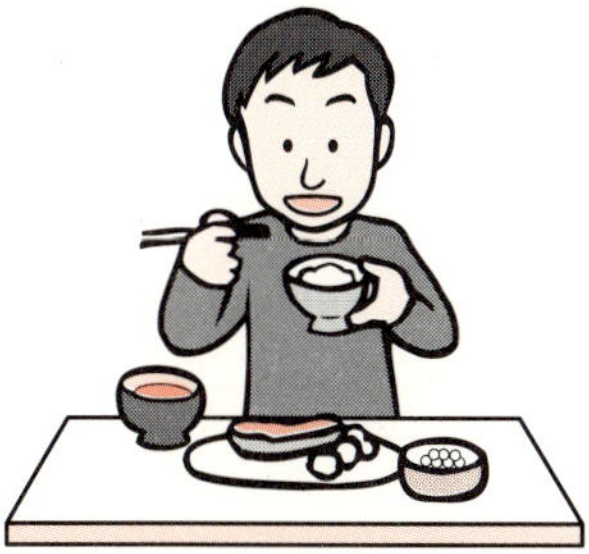

【しっかり運動する】

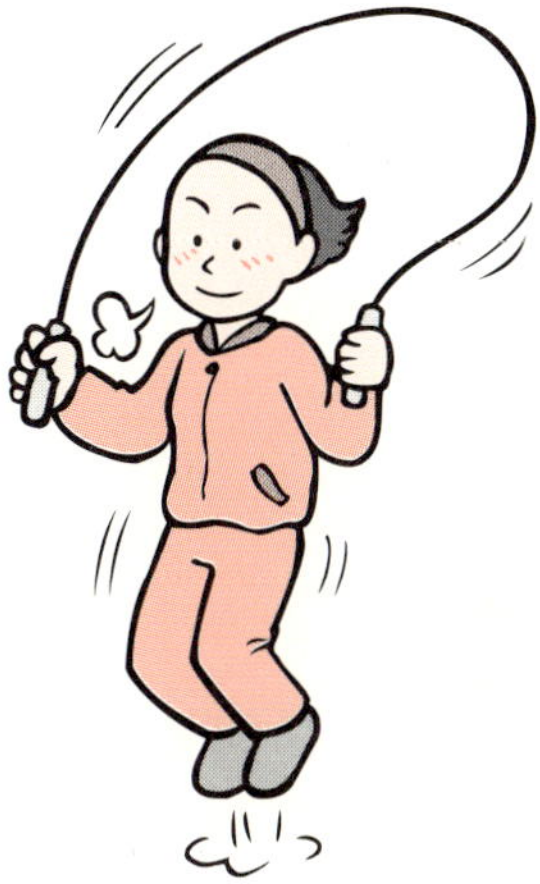

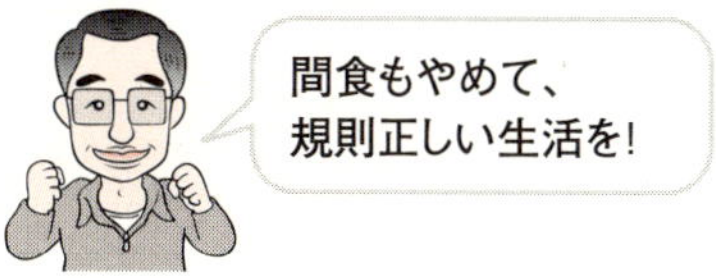

受性が低下することもわかっています。

運動しないダイエットでは血糖値まで高くなる

インスリンとは、すい臓から分泌されるホルモンで、筋肉や脂肪組織で糖が消費されるのを助けます。その結果として血液中の糖分、つまり血糖値が下がるのです。ところがインスリン感受性が低下するということは、糖をうまく消費できないということですから、血糖値が上がってしまうのです。

最近では肥満に対する薬物も開発され、日本でも中枢性食欲抑制剤（マジントール：商品名サノレックス）の使用が、高度肥満症に対しては許可されています。しかし薬剤はある程度の副作用が避けられないうえ、減食と同様の理由で、運動を併用しないと逆効果になってしまいます。

ダイエットをするときは、持続的な有酸素運動と組み合わせ、効率的で無理のないペースで行なうよう心がけましょう。

Q 椎間板ヘルニアと診断されましたが、手術しないと治らない？

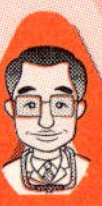

A ほとんどの場合、手術しなくても症状は軽くなる

ヘルニアが自然に消滅することもある!?

椎間板ヘルニアと診断されると、手術しなければいけないんだろうかと、不安に思われるかたが多いようです。しかし実際には、手術をしなければならない人は、ごく限られています。ほとんどのかたは手術をしなくても、しだいに症状が軽くなっていきます。

ですから椎間板ヘルニアと診断されても、もともと症状が軽いかたや、症状が起きて間もないかたは、しばらく経過をみます。

痛みをやわらげるには安静にするのがいちばんです。基本的には自宅で安静にし、鎮痛剤や筋弛緩剤などを飲みますが、自宅で安静が保てない場合は、入院することもあります。

また、痛みがひどい場合には、飲み薬だけでなく、局所麻酔剤を注射して痛みをブロックすることもあります。患部を温める、牽引《けんいん》するなどの治療が行なわれることもあります。

これらの治療を行なううちに、しだいに症状が軽くなっていく場合が多いのですが、なかには軽快に向かわないかたもいます。その場合は手術も視野に入れることになりますが、手術したほうがよいとされるのは、次のような症状があるときです。

① 腰痛そのものよりも下肢の痛みやしびれが主で、それが1～2カ月以上つづいている。

② 慢性的な腰痛があり、下肢の筋力低下や

椎間板ヘルニア、3段階の症状

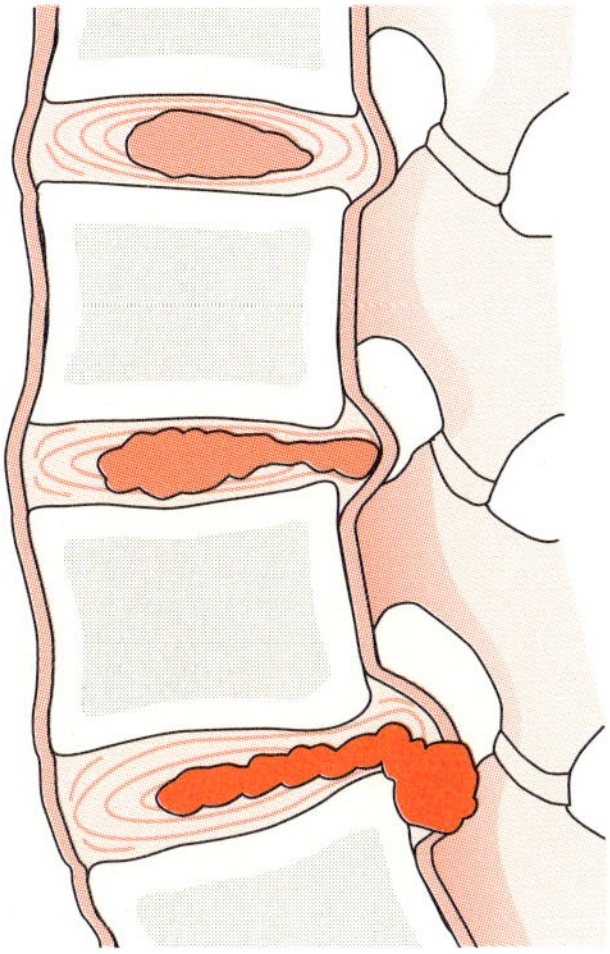

膨隆ヘルニア（bulging）
比較的軽度のヘルニアで、神経根を圧迫

突出ヘルニア（protrusion）
中度のヘルニア。神経根をかなり圧迫している

脱出ヘルニア（prolaps）
髄核が後ろに飛び出した状態で、手術を要する場合が多い

しびれがはっきりしている。
③　尿が出にくい、あるいは尿漏れするなどの排尿障害や、肛門周辺のしびれなどがある。

③のケース、すなわち馬尾神経障害の症状がある場合は、手遅れになると障害が残ることもあるため、早急に手術が必要です。

椎間板ヘルニアは、脊椎の骨と骨とのあいだにあって、クッションのような役目を果たす椎間板が、圧力などによって飛び出した状態です。この飛び出した部分が神経を圧迫するため、痛みやしびれが生じるのです。

手術しなければ飛び出した部分を元に戻すことができないと、以前は考えられていました。ところが画像診断の進歩で、現在では、自然に吸収される場合のあることがわかっています。その点からも、③以外のケースでは、しばらく様子をみたほうがいいわけです。

ただし変性した椎間板は、痛みがなくなっても健康な状態に戻ったわけではないので、痛みを繰り返すことも多いのです。

Q ぶら下がったり反り返ったりする健康器具は腰痛には効果的？

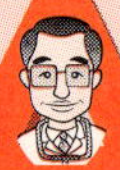

A あくまでも〝健康〟のため、腰痛〝治療〟には使わない

病院での牽引とは似て非なるもの

テレビや雑誌で紹介されるさまざまな健康器具について、質問を受けることが多々あります。「本当に腰痛がよくなるのか」「効果があるのか」といったことですが、ここではぶら下がり健康器を例に、健康器具について考えてみましょう。

ぶら下がり健康器は、70年代の後半に国民健康ブームのなかから生まれたものです。

ぶら下がることによって牽引効果が得られるとして、一世を風靡《ふうび》しました。

確かに〝ぶら下がり〟には、体重による牽引効果があります。バーにつかまってぶら下がると、体重の約40パーセントの牽引力が脊椎にかかるといわれていますし、病院で行なわれる牽引治療でも、同程度の牽引力をかけることが多いのです。

しかし問題は、姿勢と時間です。牽引する力にはさほどの違いがないにしても、そのほかの要素に大きな違いがあるわけです。

まずぶら下がり健康器では、文字どおりバーにぶら下がります。これは腰が伸びきった状態で、常に一定の力で持続的な牽引を受けているのと同じことになります。

それに対して病院では、牽引を行なうときは膝を曲げるなどして、負担が小さくなるような姿勢をとります。さらに病院では通常15

✚ 長時間つづけると、腰に悪影響も

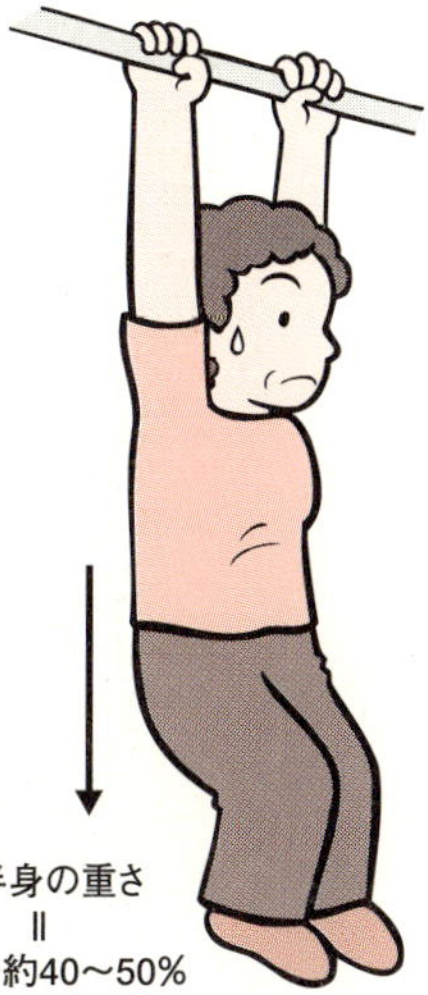
下半身の重さ
＝
体重の約40～50％

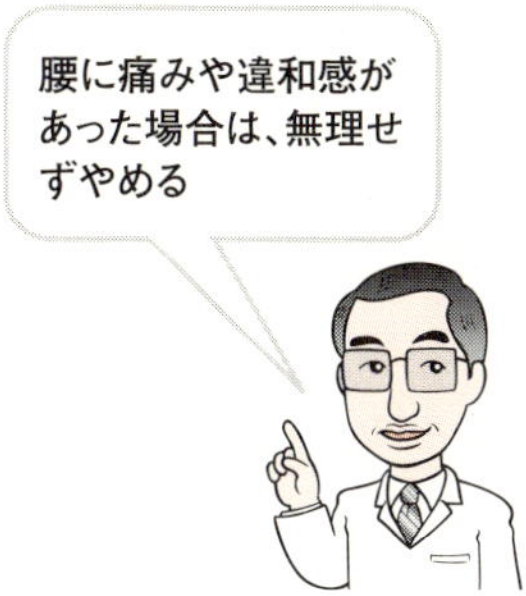
腰に痛みや違和感があった場合は、無理せずやめる

分程度、場合によっては30分以上牽引をすることがありますが、この間ずっと引っ張りっぱなしにしているわけではありません。機械を使った電動牽引では、間欠的に引いたり緩めたりを繰り返しているのです。こうすることで安全かつ効率的に牽引を行なうとともに、組織の深部へのマッサージ効果も得られるのです。

中高年の場合は事故につながることも

ぶら下がり健康器では、何分間もぶら下がっていることは実質的に不可能ですが、そんなことをすればたいへん危険です。そうでなくても腰を伸ばしたまま、体重の40パーセントという強い力を加えることは、危険なことなのです。

この危険性は、体重が重く筋力の低下した中高年では、さらに大きくなります。五十肩や慢性関節リウマチ、上肢の障害を抱えたかたには逆効果になることも多く、しがみついて力んだ状態がつづくと、呼吸がしづらくなり、血圧が高くなります。そのため事故が起きることもありますので、注意が必要です。

ぶら下がり健康器は背伸びや上肢の筋力強化など、あくまでも健康のためのもの。治療用には使わないことです。

Q お風呂に入って腰痛になることがあるって本当?

A 入浴時の姿勢やイスが低いと腰痛の原因になる

ご注意、小さい浴槽は腰痛のもと!

身体を温めて血行をよくしてくれる入浴は、本来腰痛によいはずです。ところが入浴がもとで腰痛になったり、腰痛を悪化させてしまったりすることがあります。

その原因の第一は、無理な姿勢にあります。浴槽の縁が高くて足を上げなければ入れなかったり、狭くて膝を抱えるような、きゅうくつな姿勢を取らざるを得ない場合、かえって腰を痛めることにもなりかねないのです。

もし自宅の浴槽がそのような状態でしたら、ちょっとした工夫が必要です。たとえばいったん腰かけてから水平移動して浴槽に入れるよう、縁に板を渡したり、浴槽のなかに小さな椅子を置いて腰かけて入るようにしたりするといいでしょう。

シャンプーで〝ぎくっ!〟とくることも

さらに腰に悪いのが、低い椅子に座り、前かがみになってシャンプーすることです。気づいていない人が多いと思いますが、この姿勢は腰にかなりの負担がかかっています。

浴室が十分に温まっていなかったり、身体が冷えたままシャンプーしたりすると、それがもとで急にぎくっと痛みが走ることだってありうるのです。

それを防ぐには、ある程度の高さのあるシ

✚ 毎日の入浴にも工夫を加える

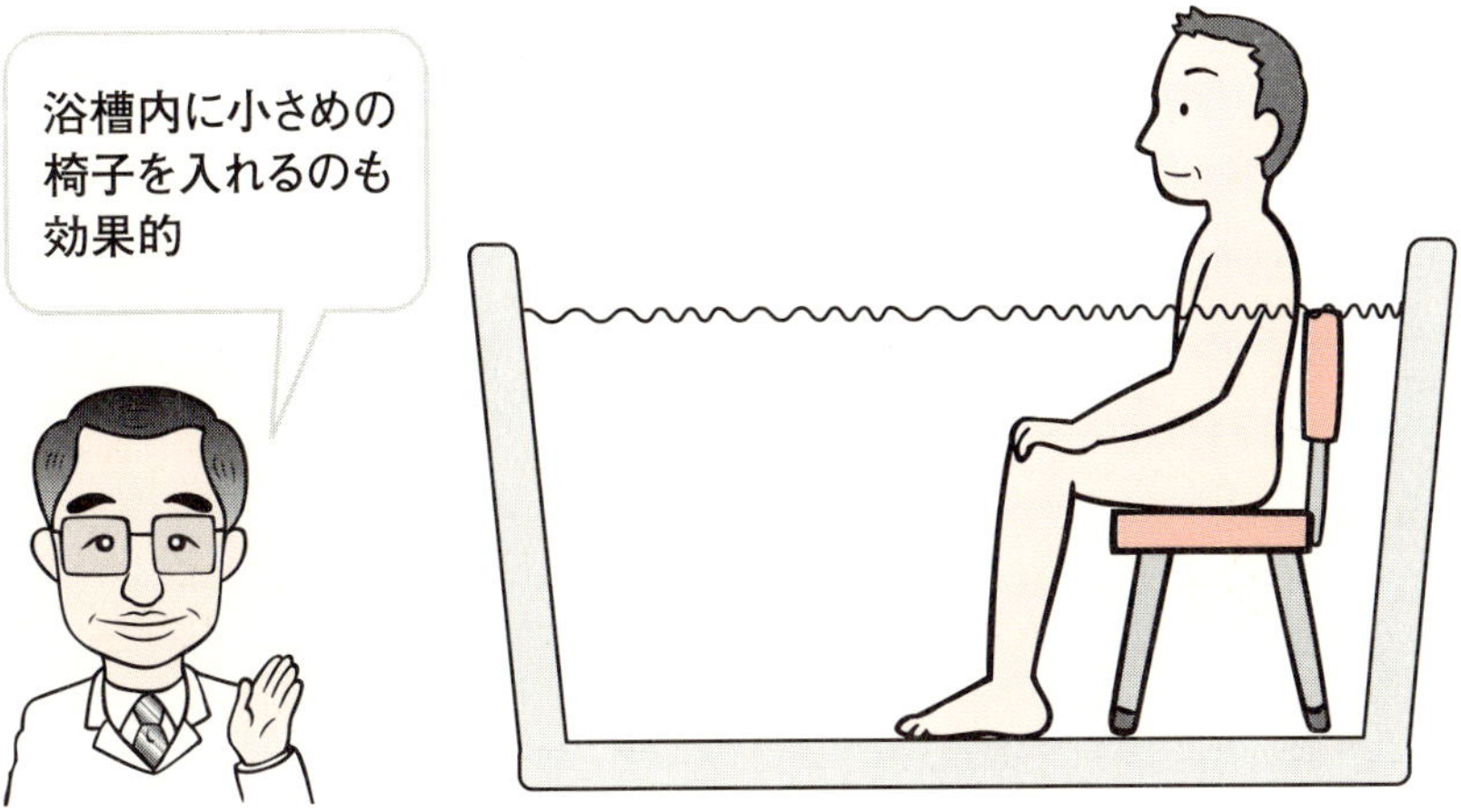

ャワーチェアに腰かけ、背中を伸ばしたままシャンプーすることです。泡が目に入ってぃやだという人は、シャンプーハットを利用してもいいでしょう。

急性期には入浴を控える

以上のような点に気をつければ、慢性の腰痛があるかたにとって入浴は、痛みをやわらげるのに効果的です。しかし、入浴が逆効果になってしまうケースもあるので、注意が必要です。

骨髄炎などの感染症で熱があるときや、打撲の急性期などがそれにあたります。急性期の痛みには、氷などで冷やすほうが楽になることが多いでしょう。

激しいスポーツのあとで筋肉がほてっているときも、すぐには入浴しないほうがいいでしょう。短時間冷やしてから十分ストレッチングを行ない、そのあとでぬるめの湯に入って血行をよくします。

Q 腰痛があるけれど病院に行く時間がない。市販薬で治すことは可能？

A 市販薬はあくまでも対症療法。原因を治すことはできない

ぎっくり腰なら鎮痛剤を飲んで様子をみる

急に腰がぎくっといって、鋭い痛みが走った。だけど、とりあえず多少は動けるし、忙しくて病院に行く時間もない。そんなとき、市販薬で腰痛が治せないものかと考えるかたは多いでしょう。

それが単純なぎっくり腰などであれば、市販の鎮痛剤を飲んだり湿布薬を貼ったりして痛みを抑え、しばらく様子をみてもいいでしょう。ただし、基本は安静と固定です。鎮痛剤で痛みが治まったからといって、忙しく動きまわったりしては、かえって症状を悪化させてしまうことにもなりかねません。

鎮痛剤や湿布はあくまでも対症療法です。ぎっくり腰の原因である筋肉の緊張などを治すには、安静が第一です。

椎間板ヘルニアを溶かす薬もあるが……

腰痛で病院に行った場合、痛みやしびれを取るために処方されることが多い内服薬は、鎮痛剤のほか筋弛緩剤、ビタミンB_{12}などです。筋弛緩剤は筋肉の緊張を取るため、ビタミンB_{12}は神経の活性と造血を助けます。

痛みを抑える以外にも、それぞれの原因に応じた薬が処方されます。たとえば骨髄炎なら、細菌の増殖を抑えるために、抗生物質や消炎剤が出されるわけです。

まずは安静、固定が最重要

【安静】

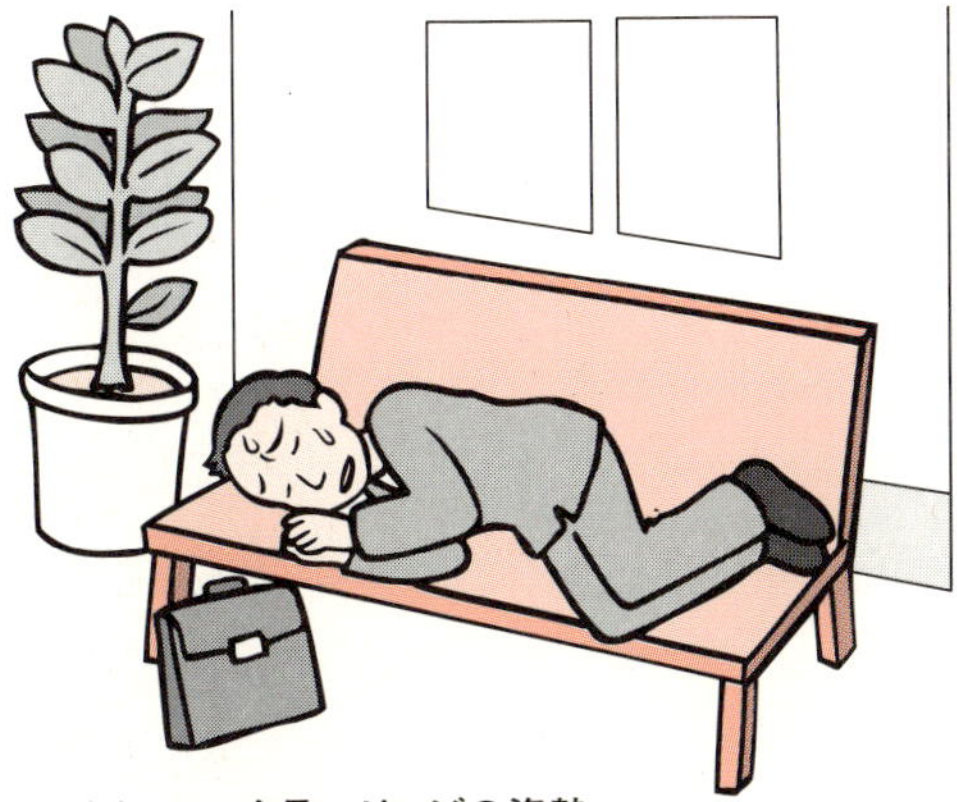

ベンチやソファを見つけエビの姿勢。
痛みが引くのを待つ

【固定】

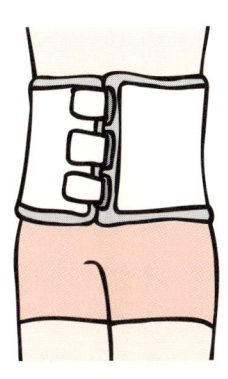

ガードルや市販の
コルセットで固定

腰痛を薬で治すということでいえば、最近では椎間板ヘルニアの治療法として、蛋白《たんぱく》分解酵素を椎間板に注射して溶かす方法も開発されています。

しかし、この方法はまだ治療成績もさだまっておらず、賛否両論あるのが現状です。健康保険による治療としても認められていないので、現実的にはまだ治療法といえない状況です。

素人判断は危険

軽いぎっくり腰や打撲だと思っていても、思わぬ原因が隠されていることもあります。2、3日しても症状が改善しないときは、鎮痛剤を飲みつづけるのではなく、医師の診察を受けるようにします。

市販のサプリメントなどを飲んでも、それで腰痛が治るというものではありません。素人判断は危険だと心得ましょう。

Q 腰痛になったら病院の何科に行けばいいの？

A 基本は整形外科だが、違う場合もあるので案内で確認を

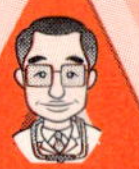

まず、近くの整形外科に

「急に腰が痛くなったけれど、いったいどの病院に行けばいいんだろう？」と、これまでまったく腰痛の経験のないかたは、戸惑ってしまわれるかもしれません。

痛みがひどいときは、無理に動かず安静にして、しばらく様子をみます。痛みががまんできないほどひどく、自分で動くこともできない場合は、救急車を呼びます。

動けるようでしたら、近くの整形外科医院に行って診察してもらいましょう。腰の痛みに関することだけでなく、熱のあるなしや、内科的な病気のあるなしなども、医師に話すようにします。

精密検査が必要な場合や、違う科に行ったほうがいい場合などは、医師が指示しますので、それに従ってください。

遠慮せずに案内で聞くのが二度手間防止に

総合病院に行った場合は、まず案内でどの診療科に行けばいいか相談してください。病院によっては医事課の職員や看護師が相談にのってくれるところもあります。

ただし最近は、まず近所のかかりつけの診療所に行き、大病院に行く必要がある場合は、診療所の医師の紹介状を持って行く、というシステムになりつつあります。

✚ かかりつけのお医者さんに相談も

【近くの診療所へ】

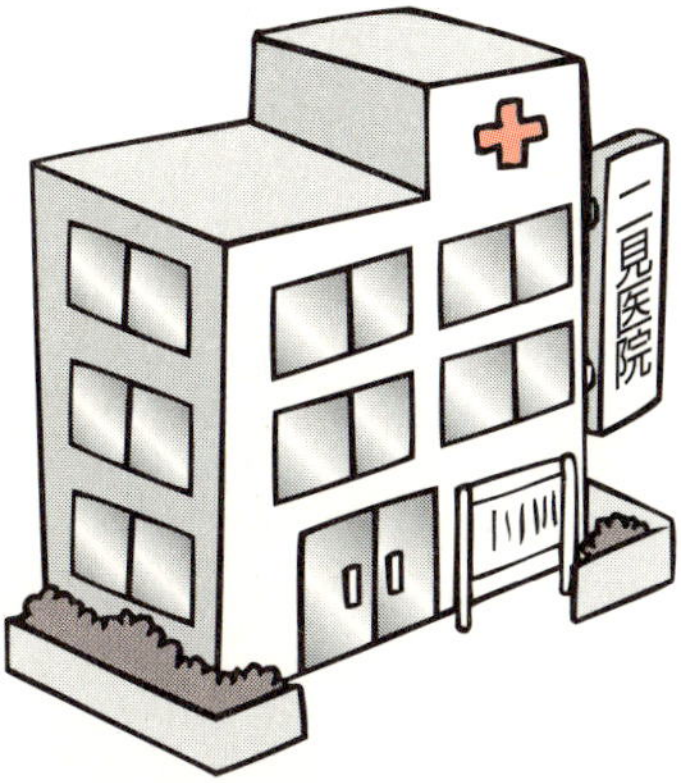

通いなれた近所の病院で診てもらう。必要があれば紹介状をもらう

【往診に来てもらう】

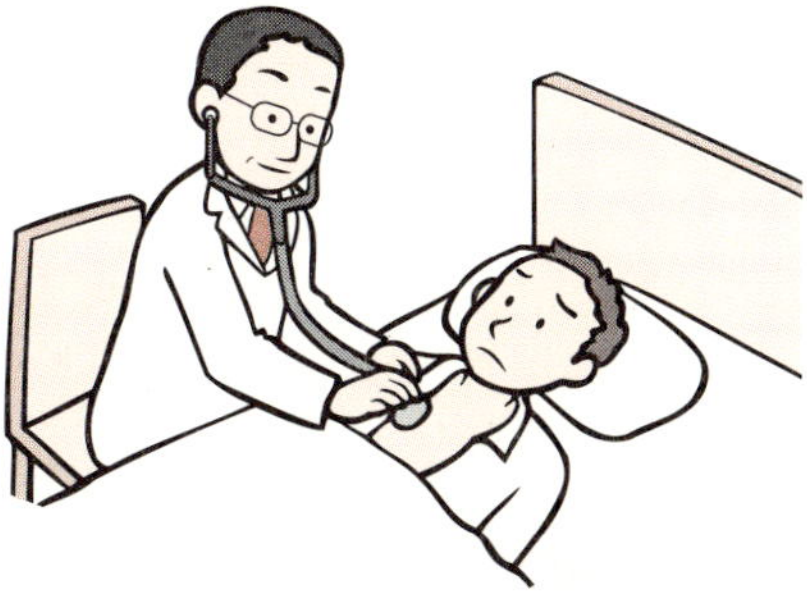

歩くのが困難だったり他の病気の可能性もある場合は、往診を頼んでみる

具合が悪いときに大病院に行くと、待ち時間も長く、かえって痛みが強くなってしまうような場合もないとはいえません。まずは近くの診療所で診てもらいましょう。

内科や外科、婦人科などのこともある

腰痛の場合、基本的には整形外科ですが、なかには骨粗鬆症《こつそしょうしょう》のように、整形外科だけでなく内科や婦人科でも治療を行なう病気もあります。骨粗鬆症については、パート5で詳しく述べるので、そちらを参照してください。

また、たとえば尿管結石なども激しい腰痛をともないますが、これは泌尿器科の扱いになります。胃腸などの消化器疾患や、肝臓や腎臓などの疾患でも腰痛が起きることがありますが、これらの場合は内科になります。婦人科の疾患でも、子宮後屈や月経困難、卵巣囊腫《のうしゅ》などで腰痛をともないます。これら外科的疾患、内科的疾患による腰痛に関しては、パート4を参照してください。

COLUMN

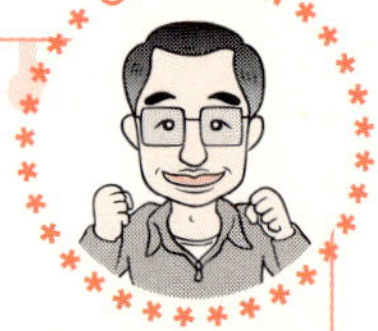

腰痛のはじまりは二足歩行？

「人類は直立二足歩行をするようになったために、腰痛に悩まされる」とは、よく言われることです。

骨や神経の病気からくる痛みは犬や猫でも同じでしょうが、ヒトはほかの動物に比べてはるかに多く腰痛を起こします。事実、その原因はヒトが立って生活することに起因しているのです。

ヒトの脊椎は、おなかの中にいるときから、生後6カ月ぐらいになってハイハイを始めるまでは、半円形を描いています。

それがハイハイを始めて頭を起こすようになると、頸椎が前に反ってきます。さらに立つようになると、腰椎が前に反り、全体がS字を描くようになるのです。

腰痛は
ヒトとしての宿命!?

S字状になったことで脊椎への負担は軽くなったわけですが、その反面、上体の重みは脊椎の中でも特に腰椎に大きくかかるようになりました。そのため立っているだけでも腰への負担は大きいのですが、歩く場合はさらに腰でバランスをとらなければならず、負担がさらに増えます。

すなわち、ヒトが直立して二足歩行を始めたことが、腰痛を増やしたといえるわけです。

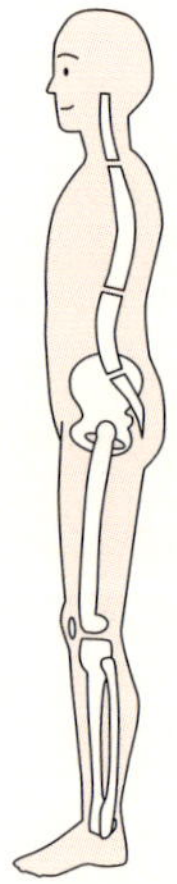

PART

2

間違った立ち方、座り方、寝方、姿勢が腰痛を引き起こす！

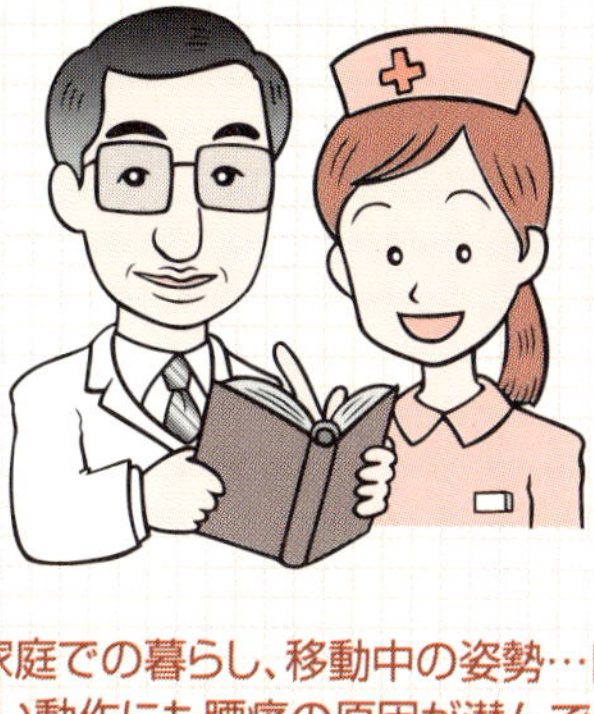

仕事、家庭での暮らし、移動中の姿勢…日常の何気ない動作にも腰痛の原因が潜んでいる。この機会にチェックしよう

イスに畳……間違った座り方をしていませんか？

椅子には深く腰かけ、足の裏全体を床につける。畳なら正座がベター

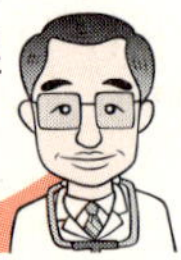

楽に座れるフカフカのソファが腰痛を引き起こす

どんな椅子に座るのがもっとも楽かと考えた場合、フカフカのソファはとても魅力的に思えます。ところが、柔らかくて低めのソファに座ると、お尻が沈みこんで膝が高くなり、背中は丸くなってしまうのです。

これはちょうど、しゃがんで前かがみになったのと同じ姿勢。腰に負担がかかってしまい、長時間この姿勢をつづければ腰痛にもなりかねません。実際、このようなソファに座ったあとでは、すぐ立ち上がることができなかった、というかたもいらっしゃるでしょう。

では、どんな椅子が、いちばん腰への負担が少ないのでしょうか。高さは、深く腰かけて腰を背もたれにつけたとき、足の裏全体が床につき、膝がほぼ直角に曲がるもの。背もたれは110度ほど後傾していて、お尻がしっかり奥まで入るものがよいでしょう。また、お尻は膝よりもやや高い位置が理想です。

このような椅子にお尻を奥まで深く入れて座り、おなかをひっこめ、背もたれには腰から背中の丸い部分までを当てて支えます。こうすると腰椎《ようつい》が軽く前に曲がった、自然な姿勢がとれます。

ラクに見えてもあぐらはよくない

次に、正座とあぐらでは、どちらが腰への負担が少ないでしょう？　腰椎の形からいえば、あぐらはソファに座ったときと同様、腰

✚ 正しい座り方と間違った座り方

正しい座り方

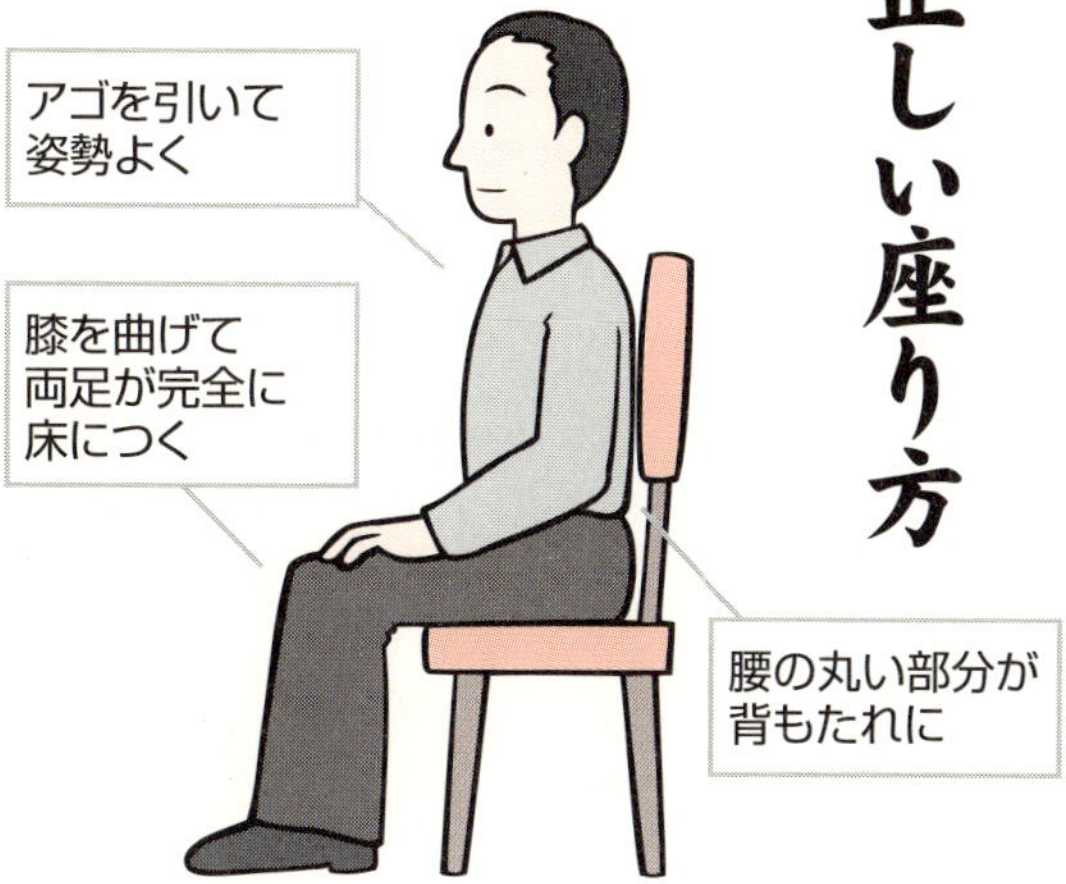
アゴを引いて
姿勢よく
膝を曲げて
両足が完全に
床につく
腰の丸い部分が
背もたれに

悪い座り方

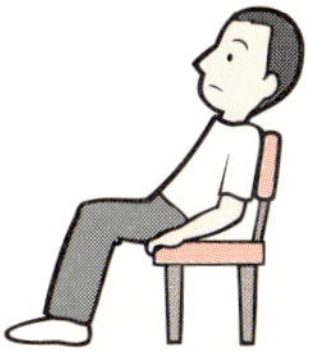
浅く腰かけ腰を丸くするのは×

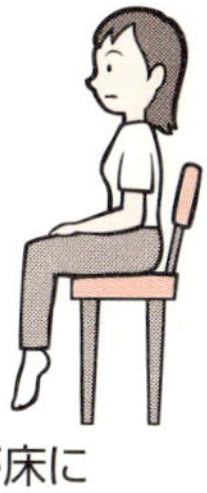
足が床につかないと疲れる

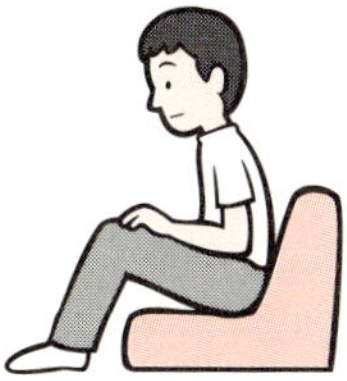
低すぎる椅子も禁物

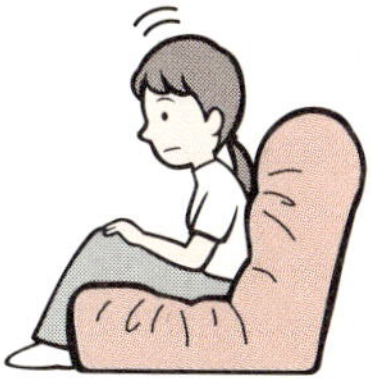
低くて柔らかなソファは腰に最悪

が後ろに丸くなるため、疲労度が高い座り方といえます。正座は腰がやや前に傾き、上体は上に伸びるため、あぐらに比べて自然な形に近い、よい座り方だといえます。

　ただし、いずれにせよ、長時間同じ姿勢をとることは、腰痛の原因になります。あぐらのときも正座でも、お尻の下に座布団をあてがったり、ときどき座り方を変えるなどして、腰への負担を減らしましょう。

　また、斜め座りをしたり足を組んだりするのは、骨盤が傾斜してしまうため、よい座り方とはいえません。

猫背に反りすぎ、歩き方も腰痛の原因に！

腰にやさしい歩き方は、正しい立ち姿から。この機会にマスターを

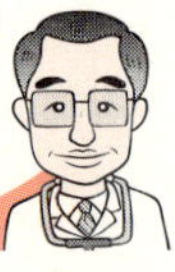

立ち方にもよい悪いがある？

歩き方にも、よい悪いがあります。悪い歩き方をつづけていれば、腰への負担が増え、やがては腰痛を引き起こしてしまうこともまれではありません。では、腰に負担をかけないよい歩き方とは、どのような歩き方をいうのでしょうか。

よい歩き方をするにはまず、正しい立ち方をマスターしなければなりません。正しく立つことができなければ、いくら腕や足の振り方に注意しても、腰への負担は減らないからです。

正しい立ち方とは、横から見たときに、耳の後ろ、腰椎の前、股関節、膝関節、くるぶしを結ぶ線が、地面から垂直方向にまっすぐ伸びた立ち方をさします。外からは見えませんが、このとき骨盤は前に30度傾いた状態になっています。

このような正しい姿勢をとるには、まずあごを引き、肩の力を抜いて背中を伸ばし、下腹と肛門を引き締めるようなつもりで立ってみてください。

猫背の人やおなかの出た人は腰痛になりやすい

正しい立ち方ができたら、足を自然に前に踏み出します。膝は伸ばして、かかとから着地し、次に足全体をつけ、最後につま先で地面を軽くけります。上体は立つときと同様あごを引き、肩の力を抜いて背筋を伸ばし、腕

正しい歩き方を覚えよう

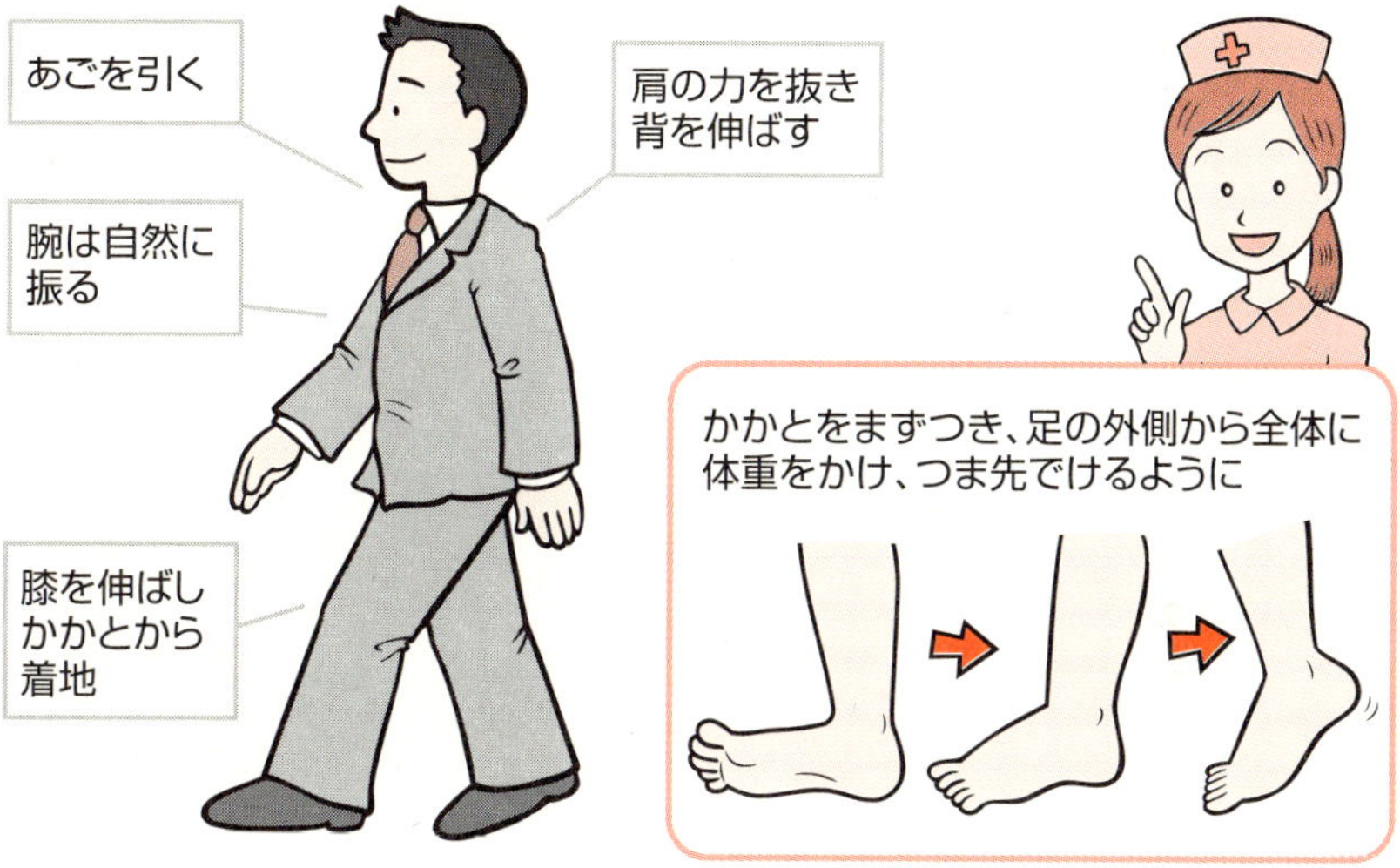
あごを引く
肩の力を抜き
背を伸ばす
腕は自然に
振る
膝を伸ばし
かかとから
着地
かかとをまずつき、足の外側から全体に
体重をかけ、つま先でけるように

を自然に振ります。

耳の後ろからくるぶしまでを貫く線、すなわち体重軸が前に傾いたり、後ろに傾いたりしている場合が悪い立ち方、悪い歩き方で、腰への負担が大きくなります。

腹筋が弱いかたや、おなかに脂肪のついているかたは、身体が前に傾きやすく、体重軸も前傾してしまいがちです。そうなると骨盤も前に傾いてしまい、腰椎の反りが強くなって、腰痛が発生するのです。反対に胸を反らしすぎるのも、やはり腰椎の反りが強くなってしまい、腰痛の原因となります。

歩いている途中にショーウインドウなどがあったら、自分の姿を映して歩き方をチェックしてみましょう。あごを突き出して肩を落とした猫背になっていないか、膝を曲げていないか、おなかを突き出していないか、背中を反らしすぎていないかなど、こまめにチェックしているうちに、よい歩き方が身についてくるはずです。

〝ぎっくり〟を予防する正しい荷物の持ち方とは？

膝を曲げて、身体に近いところで持ち上げるのが基本姿勢

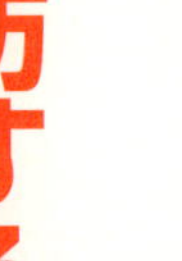

ほぼ確実に腰痛を引き起こす荷物の持ち上げ方がある!?

たいして重い物でもないからと、不用意に荷物を持ち上げたら、ぎっくり腰になってしまって、たいへんな思いをした。そんな経験をおもちのかたも少なくありません。

仕事で毎日たくさんの荷物を扱うかたはもちろん、そうでないかたにとっても、荷物の持ち方はたいへん大きな問題です。どのように持てば、もっとも腰への負担が少ないのでしょうか。

同じ重さの荷物でも、身体の重心から離して持てば持つほど腰にかかる負担は大きくなり、持ち上げる高さが高くなればなるほど仕事量が大きくなります。いちばん腰に負担がかかる荷物の持ち方とは、膝を伸ばしたまま床に置いてある荷物を持ち、身体から離した状態で一気に上まで持ち上げることです。

この状態で重い荷物を持ち上げると、腹筋の弱いかたであれば、ほぼ確実に腰にダメージを受けるといっても過言ではありません。腹筋の強いかたは、大きな腹圧によって腰に負担をかけずに荷物を持ち上げられますが、そうでないかたは荷物の負担がまともに腰にかかってしまうのです。

いつも同じ側の手に荷物を持つ人は腰痛予備軍

腰への負担がもっとも少ない持ち方は、その逆をいけばいいわけです。荷物が床に置かれている場合は、膝を曲げて低い姿勢をとり、

✚ 腰にやさしい荷物の持ち上げ方

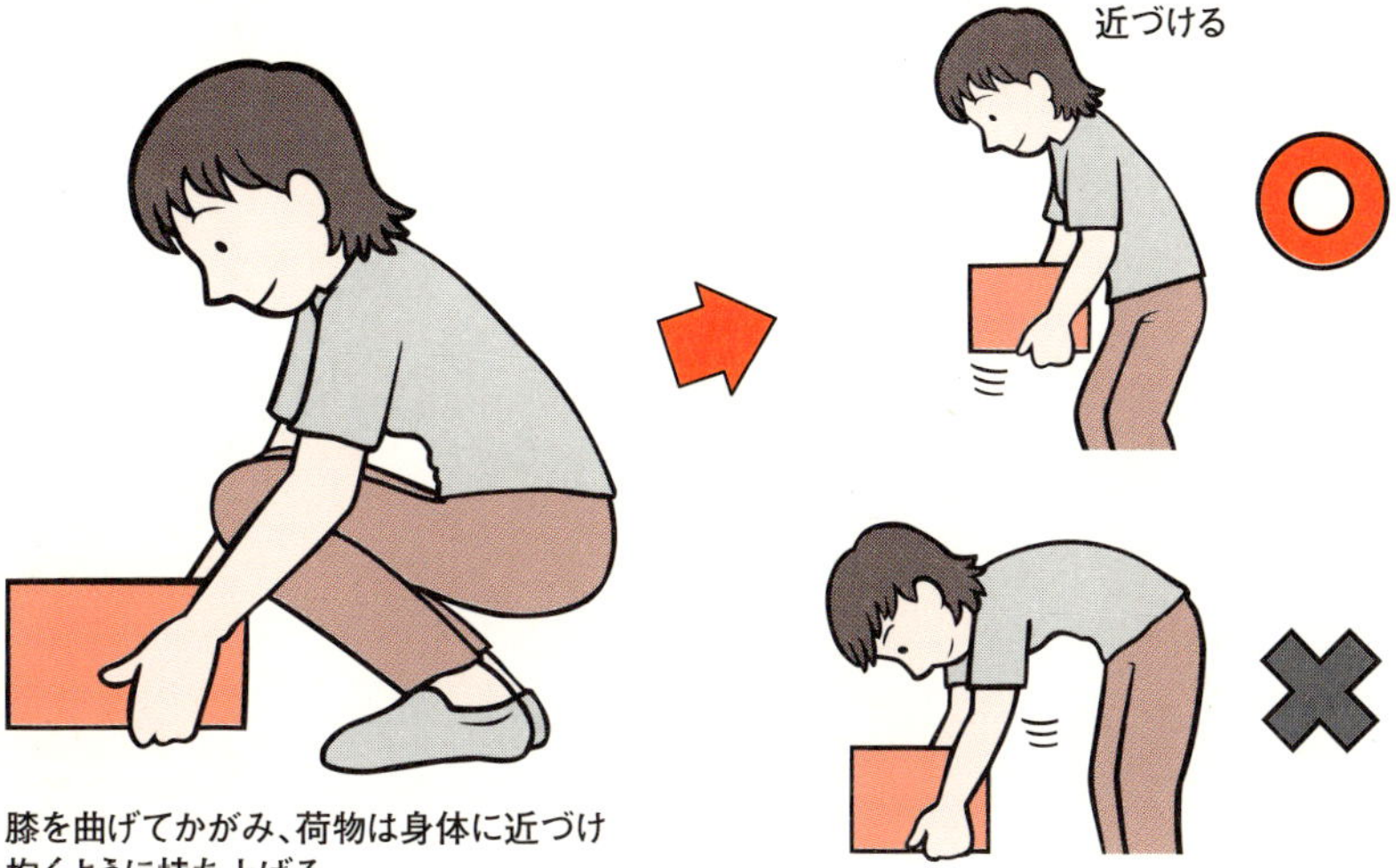
荷物を身体に
近づける
○
×
膝を曲げてかがみ、荷物は身体に近づけ
抱くように持ち上げる

身体を荷物に近づけ、胸に抱くようにして持ちます。向きを変えるときは、上体だけをひねらず、必ず足を踏みかえるようにします。

重いバッグなどの場合は、いつも同じほうの手にばかり持つのもよくありません。左右の筋肉のバランスが崩れて、腰痛の原因を作ってしまいます。

重い荷物を持って歩くときは、リュックに入れて背負うようにしましょう。身体の重心に近く、左右のバランスもよいからです。どうしても手に荷物を持つときは、左右のバランスを考え、両手に同じくらいの重さのものを持つようにします。

しかしそれ以前に、腰痛疾患のあるかたは重量物を持ったり、前かがみの姿勢で長時間作業したりすることを、できる限り避けることが重要です。重いものを持たなくてはならないときは、重量挙げの選手のように幅広のベルトやコルセットを腹部に巻いて、腹圧がかかるようにしてから持ち上げましょう。

寝るとき、横になるときの姿勢も、腰痛に影響を

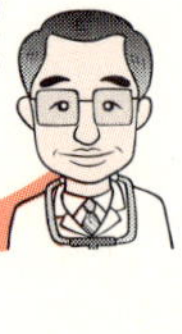

上半身をS字カーブのようにして眠るのが、もっとも安全

エビのように丸まって寝ると痛みがやわらぐ

寝るときの姿勢にも人それぞれ好みがあります。なかにはうつぶせでないと眠れないという人もいますが、どの姿勢が寝やすいかはともかく、神経がもっともゆるむのは、横向きに寝て、エビのように背中と腰を丸めた姿勢です。ですから、ぎっくり腰など強い痛みがある患者さんには、この姿勢がよいのです。

日常的には、正しい立ち方をしたときと同じように、脊椎が自然なS字カーブを描くように寝るのが正しい寝方です。仰向けでも横向きでもかまいません。

ただし、うつぶせは、どうやっても脊椎が自然なS字カーブになりませんから、避けたほうが無難です。

仰向けの場合には膝を少し曲げる、あるいは足の下にタオルなどを敷いて膝から下を少し高くすると、よいカーブが保てます。横向きでは、膝と腰を少し曲げて寝ます。

ところで、寝ているときには意識して姿勢を直すことができません。そのため、どのような寝具、特に敷布団やマットを選ぶかが、腰への負担を大きく左右します。

ふんわりした柔らかい布団は、ぐっすり眠れそうな気がしますが、実は腰にはよくありません。敷布団が柔らかいと、お尻が沈みこんでしまい、腰椎が前に反ったり、身体の片側にだけ大きな負担がかかってしまったりするからです。

✚腰痛時、目覚めたときの起き上がり方

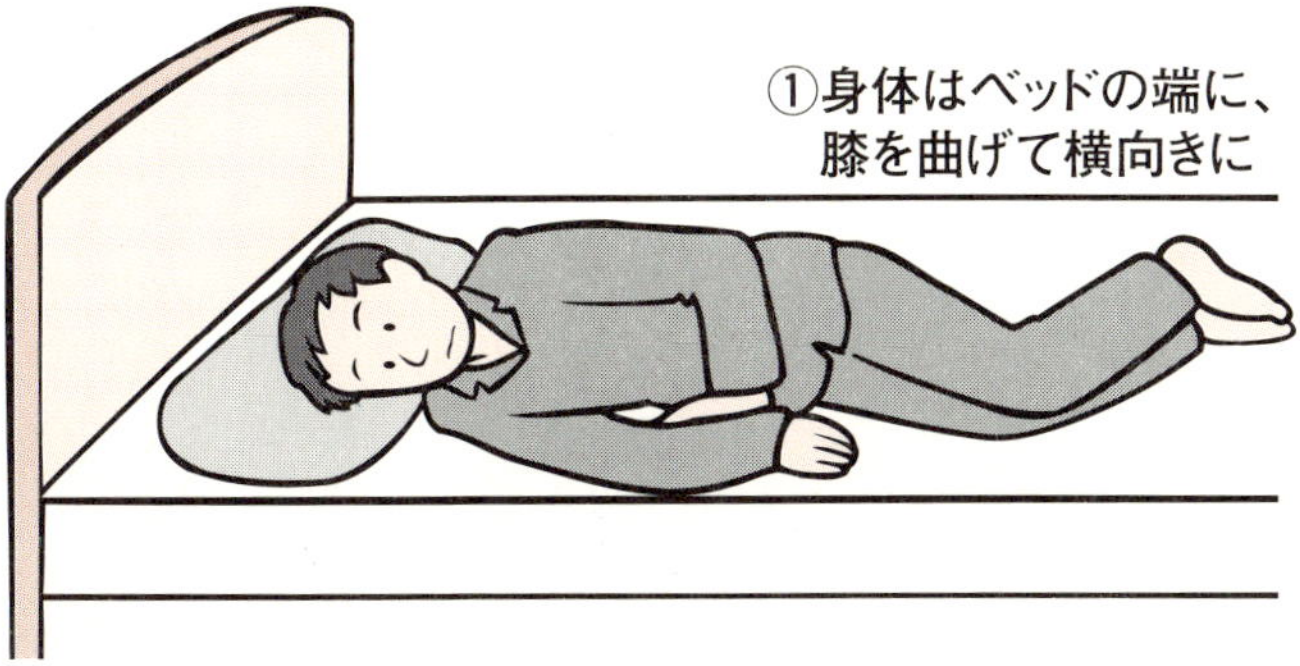
①身体はベッドの端に、
膝を曲げて横向きに

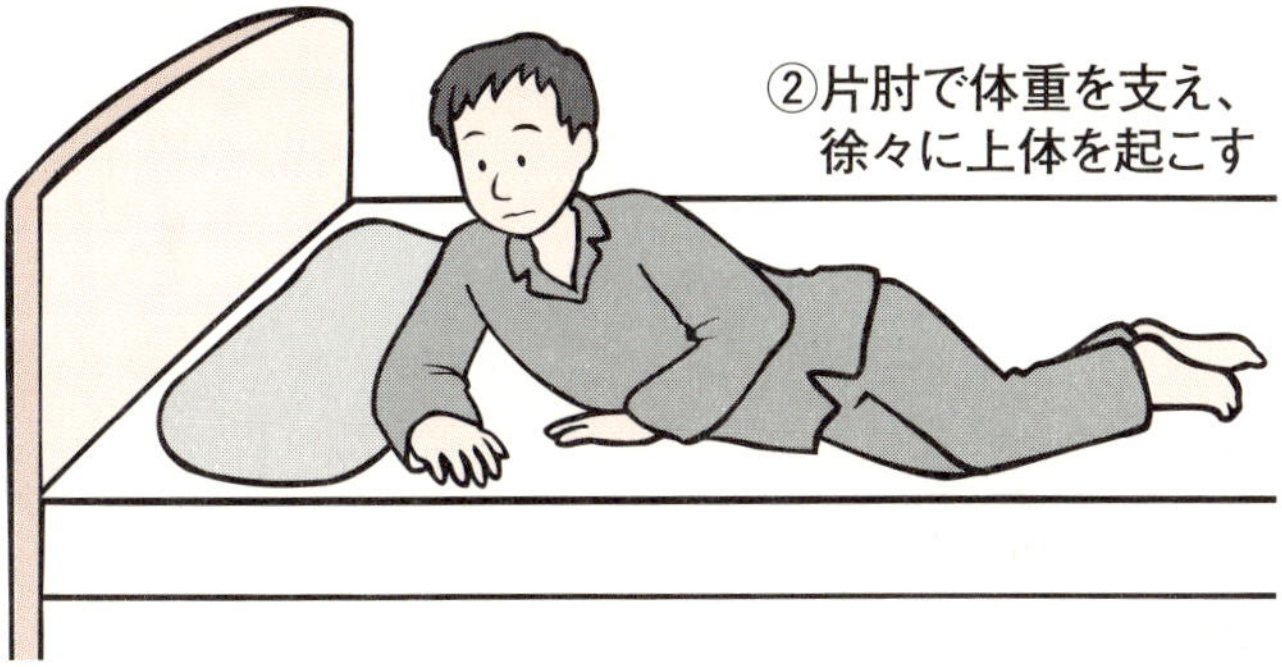
②片肘で体重を支え、
徐々に上体を起こす

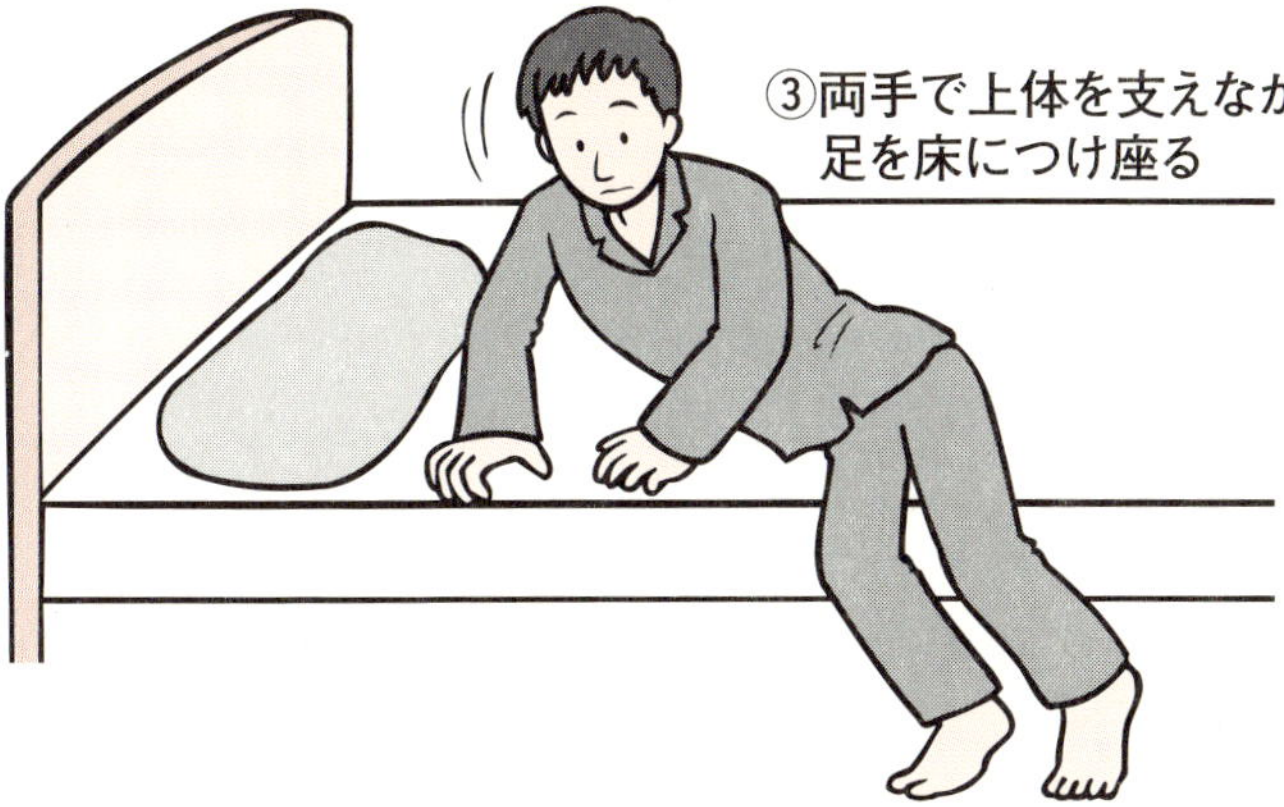
③両手で上体を支えながら、
足を床につけ座る

ご注意、ハイヒールが原因で腰痛になることも！

身体の前傾を防ぐため、あちこちに無理がかかる。はき替えなどの対策を

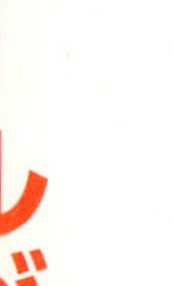

ハイヒールが腰に負担をかける

ハイヒールをはくと確かに身長が高く、足も長く見えてかっこうがよいのですが、ローヒールと比べて身体への影響はどうなのでしょうか。

ハイヒールをはくと、かかとの位置が高くなるため、身体が前に傾きます。このままでは前に倒れてしまいますから、倒れないようにするには膝を曲げるか、あるいは上体を後ろに反らせる必要があります。

膝を曲げて歩くと、下肢《かし》の筋肉への負担が大きくなって疲れるばかりでなく、猫背になって見た目も悪くなります。かといって後ろに反ると、ただでさえ前に反り気味の腰椎がさらに強く反ってしまい、腰への負担が大きくなります。

身体の重心も高くなりますから、安定を保つために腰背筋を緊張させることになり、疲労も大きくなります。

ハイヒールをはくと筋肉の訓練になる

以上のような理由からハイヒールは身体に悪いといわれていますが、実は悪いばかりではなく、よい面もあります。

そのひとつが、足関節にかかる重力が、通常の位置とは変わるというもの。いつもはあまり力が加わらない関節の周囲の、力の弱い筋肉の訓練になるというわけです。あるいはまた、よい姿勢の訓練になるという効用もい

ハイヒールにはよい面も悪い面も

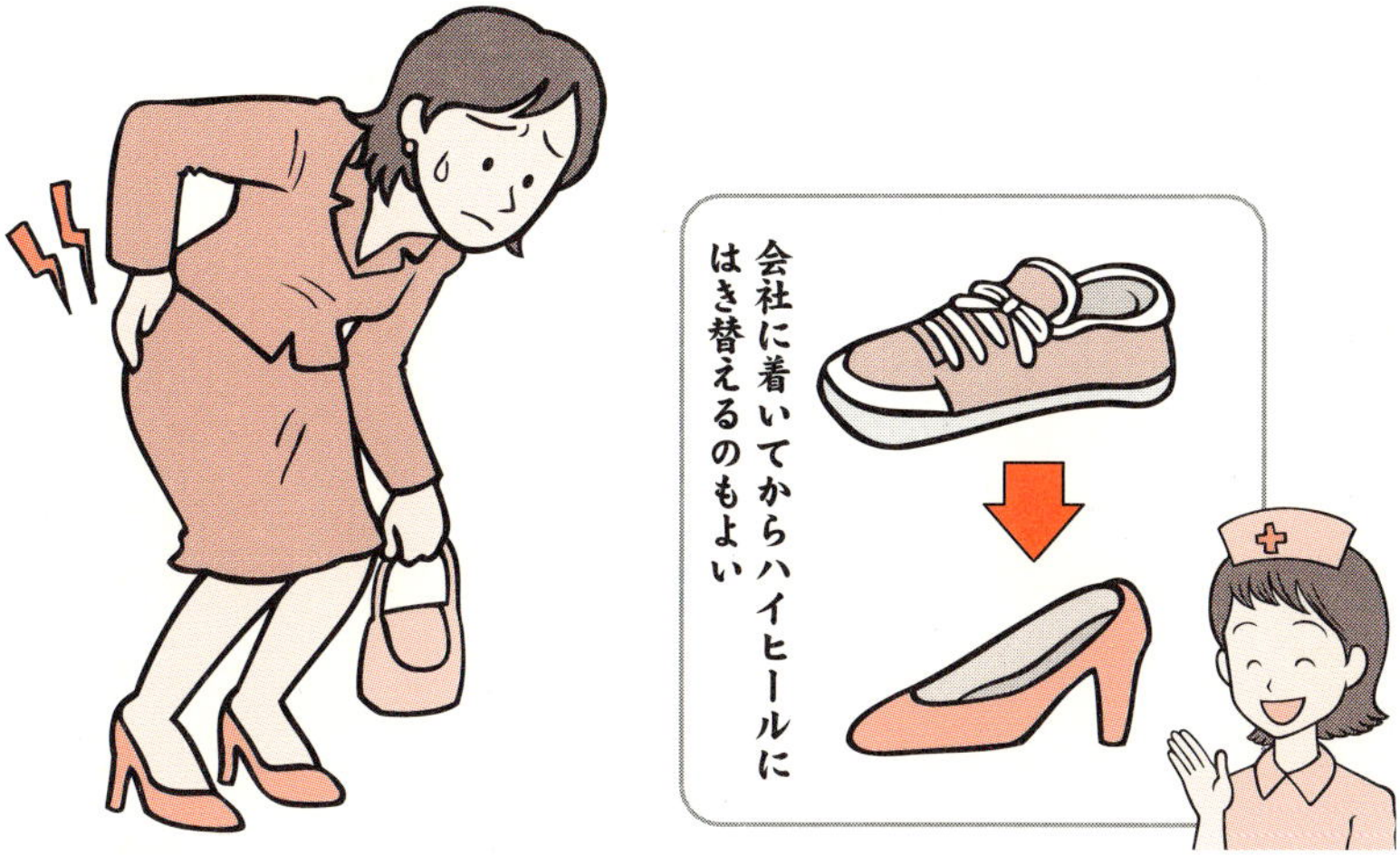
会社に着いてからハイヒールに
はき替えるのもよい

われています。

ハイヒールより幅広の靴のほうが外反母趾になりやすい

ハイヒールをはくと外反母趾《がいはんぼし》になるという説もありますが、実は外反母趾はハイヒールのせいだけでなるものではありません。外反母趾は、足底の筋力が弱り、土踏まずが浅くなって足幅が広がると形成されるのです。

ですから、楽だからといって幅の広すぎる靴をはいていると、よけいに変形が強くなることもあります。

これらのことを考え合わせると、ヒールが極端に高くない、足に合ったものであれば、ハイヒールも多少ははいてよいということになります。

通勤時にはスニーカーやウォーキングシューズをはいて、会社に着いたらヒールのある靴にはき替えるというのも、ひとつの方法でしょう。

よい姿勢、正しい姿勢でも長時間同じはキケン！

血行をよくし、筋肉の疲労をとる意味からも、ときには姿勢を変える

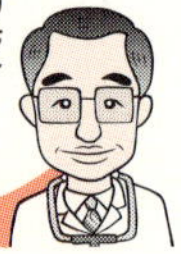

じっとしていると、それだけで血行が悪くなる

長い時間、同じ姿勢をとりつづけることは、腰にどんな影響を与えるのでしょうか？　それが本当によい姿勢であり、筋肉がリラックスした状態であれば、さほど疲労はないはずです。

ところが私たちは、完璧によい姿勢をとることは不可能です。そのため同じ姿勢を長い時間とりつづけると、特定の筋肉だけがずっと緊張しつづけることになり、筋肉疲労を生じてしまうのです。

いちばん楽なはずの寝ているときでさえ、ずっと同じ姿勢で動かずにいると、腰痛を引き起こすことがあると前にも述べました。同様にソファに座って長時間テレビを見たあとなど、リラックスしていたはずなのに、立ち上がろうとして腰を伸ばすと痛みを感じることがあります。中腰での作業や、椅子に座っての仕事のあとなども同様です。

そもそも筋肉や関節は、長い時間動かさないでいるだけでも血液の循環が悪くなり、硬くなって、次の動作に移る際に痛みを感じるものなのです。そこに悪い姿勢という要素が加わると、さらに痛みは強くなり、腰への負担も大きくなります。

そんなことが度重なれば健康な人でもいずれは、椎間板《ついかんばん》ヘルニアをはじめとするなんらかの故障が出てくるといっても過言ではないでしょう。

ときには姿勢を変えたり、伸びをする

首をひねる

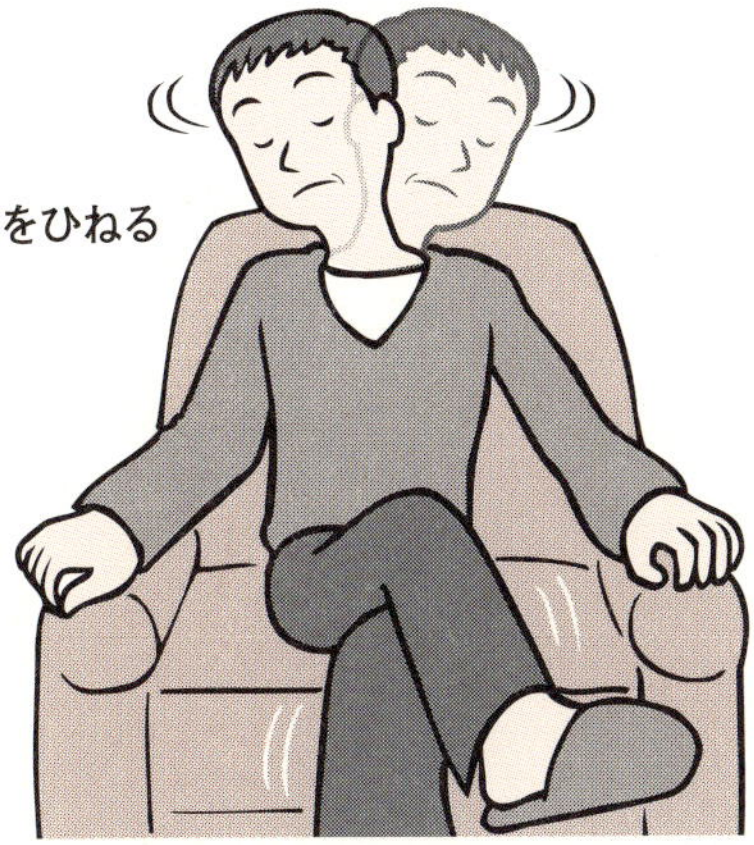

足を組み替える

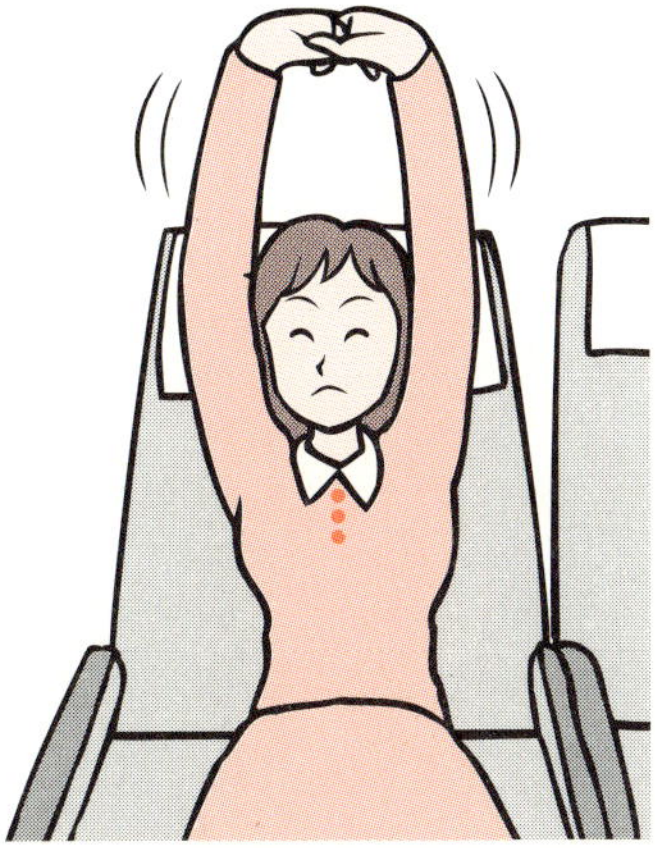

座席で伸びをする

腰痛どころかエコノミークラス症候群になることもある

最近、「エコノミークラス症候群」という言葉をよく聞きます。これは狭い飛行機の座席に長時間座っていると、下肢の血行障害が起きて足がむくんだり、血栓《けっせん》ができたりするものです。

　血管の一部で流れが悪くなり血栓ができて、その血栓が詰まることがありますが、その場所が脳や心臓、肺であれば命にも関わることになります。そのため現在では、座席に座っていても、適度に運動をするように指導されています。

　まさか飛行機のように何時間もじっとしている人はいないと思いますが、同じ姿勢をとりつづけることには、こんな危険性もあるのです。血栓ほどではなくても、腰痛はやっかいなものです。じっと同じ姿勢をつづけずに、短時間で姿勢を変えたり、運動をしたりするように心がけましょう。

身体の一部を締めつける衣服にもご注意を

和服やガードルにはコルセットに似た効果も。ただし細いベルトなどは逆効果

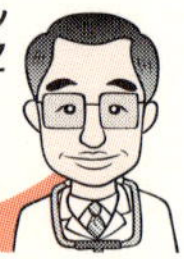

一見苦しそうな帯やガードルは腰によい

一般的に、きついスカートやジーンズなど、身体を締めつける衣服はよくないといわれています。実際に、細いベルトでウエストをギュッと締めつけていると、気分が悪くなることもあります。

これは血行が悪くなったりするためで、細いもので部分的に締めつけるのは身体によくないのです。

和服もまた、身体を締めつける代表的な衣服です。ところが、和服は腰痛には悪くないのです。というよりもむしろ、腰痛によい衣服とさえいっていいでしょう。

というのは、和服では帯を締めますが、この帯がコルセットと同じ役目をするのです。つまり帯を締めると、腰が圧迫固定されます。腰が固定されると同時に、腹圧がかかって腰の負担を軽くしてくれるというわけです。ガードルなど、腰全体を適度に締めつける下着も、同様の効果があります。

また、和服はかなり身体の線がはっきり出る衣服でもあります。そのため着ているあいだは常に姿勢に気を配ることになり、このことも腰痛にはよい影響を与えます。

難点は、身体の動きがあまりスムーズにいかないところですが、休日など家ですごすときには、和服を着てみるのもいいかもしれません。

反対に、身体をまったく締めつけない、ム

✚ 細い締めつけは×、太いもので固定は○

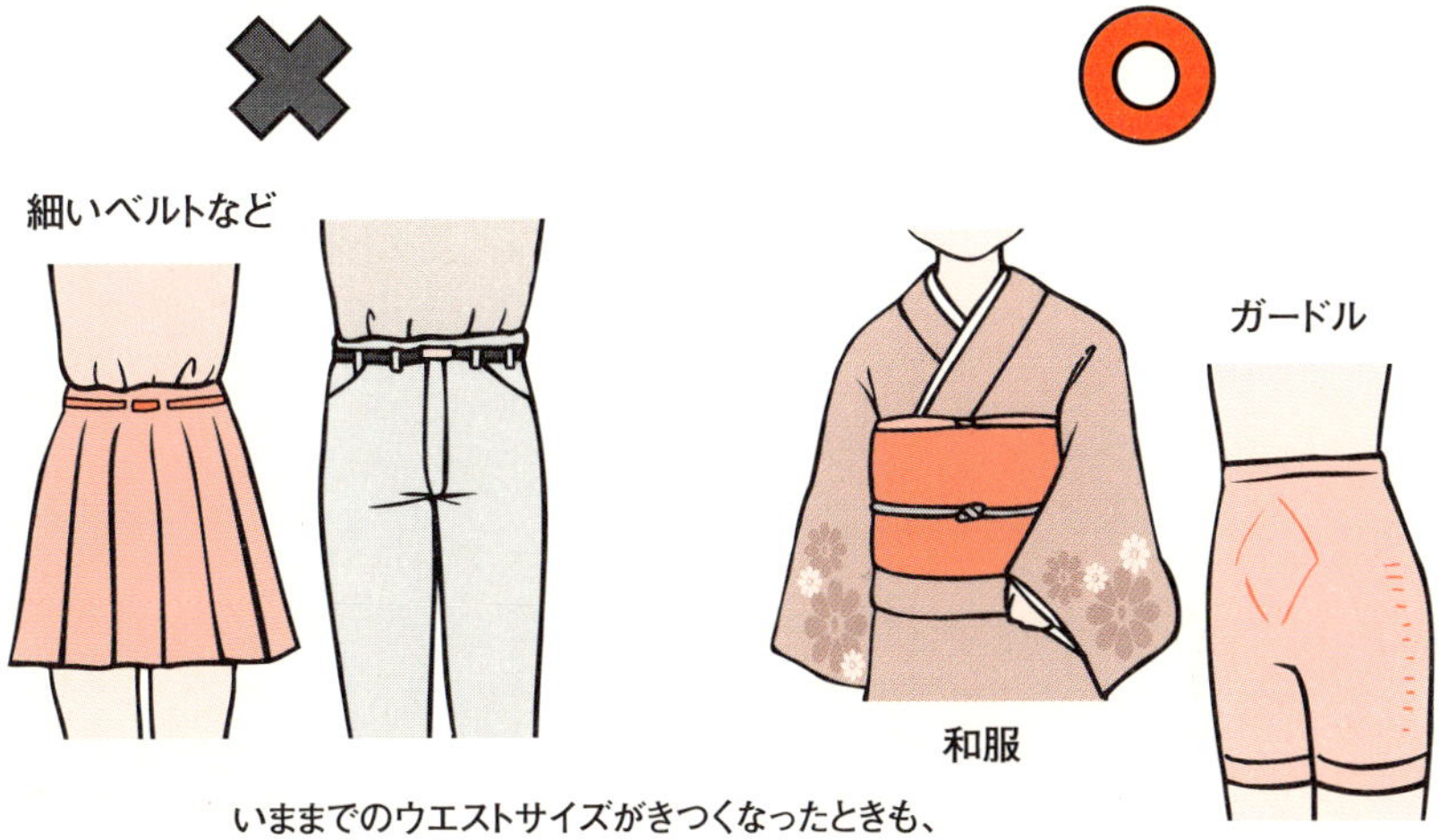

いままでのウエストサイズがきつくなったときも、
要注意サイン

ームーのような衣服はどうでしょうか？

身体が楽な服は、腰にはキツイ

身体は楽なのですが、こと腰に関しては、まったく支えがないのと同じことですから、おすすめできるものではありません。特にすでに腰痛があるかたは、このような衣服は避けたほうがよいでしょう。

それに、まったく締めつけのない衣服を着つづけると、体形が崩れるという思わぬデメリットもあります。

もちろん、気分が悪くなるほどの強い締めつけはいけませんが、基本的に「腹部全体を覆うような幅広の締めつけはマル」「幅の細い部分的な締めつけはバツ」と覚えておきましょう。

衣服ということで付け加えると、おへその出るような服はやめたほうが無難です。腰が冷えると血行が悪くなり、腰痛を引き起こす原因ともなるからです。

座っているからだいじょうぶ？デスクワークと腰痛の関係

長時間座りっぱなしを避けて、身体に合った机と椅子を用意してもらう

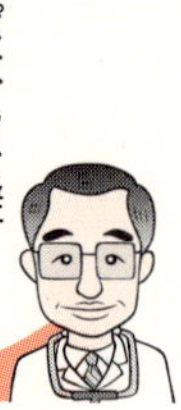

デスクワークは立ち仕事より腰への負担が大きい

デスクワークは、立ち仕事に比べて腰への負担が少ないように思われがちですが、実はそうではありません。

前にも述べたように、腰にかかる負担は、立っているときよりも腰かけているときのほうが約40パーセントも大きいからです。「座っているのだから、だいじょうぶ」という思いこみがあるうえに、実際には想像以上に腰への負担が大きいことが、デスクワークで腰痛を引き起こしやすい要因のひとつです。

この思いこみがあるために、いったんデスクについたら何時間もつづけてパソコンに向かっている、というかたも多いのです。しかし私たちの筋肉は、ただ長時間じっとしていただけでも血行が悪くなり、硬くなってしまう性質をもっています。そのため長時間デスクに向かっていると、首や肩のこり、腰痛などが起きてくるのです。

机や椅子の高さも腰痛の原因に

デスクワークで問題になるのは、長時間座りっぱなしになる点と、もうひとつ環境があります。環境とは、椅子や机の高さや形などです。

まず椅子ですが、座面が柔らかく、座ったときにお尻が沈みこむようなものはいけません。座面は硬めで、高さは膝から下の長さと同じ。深く座って、足の裏がしっかり床に着

✚デスクワーク時の姿勢

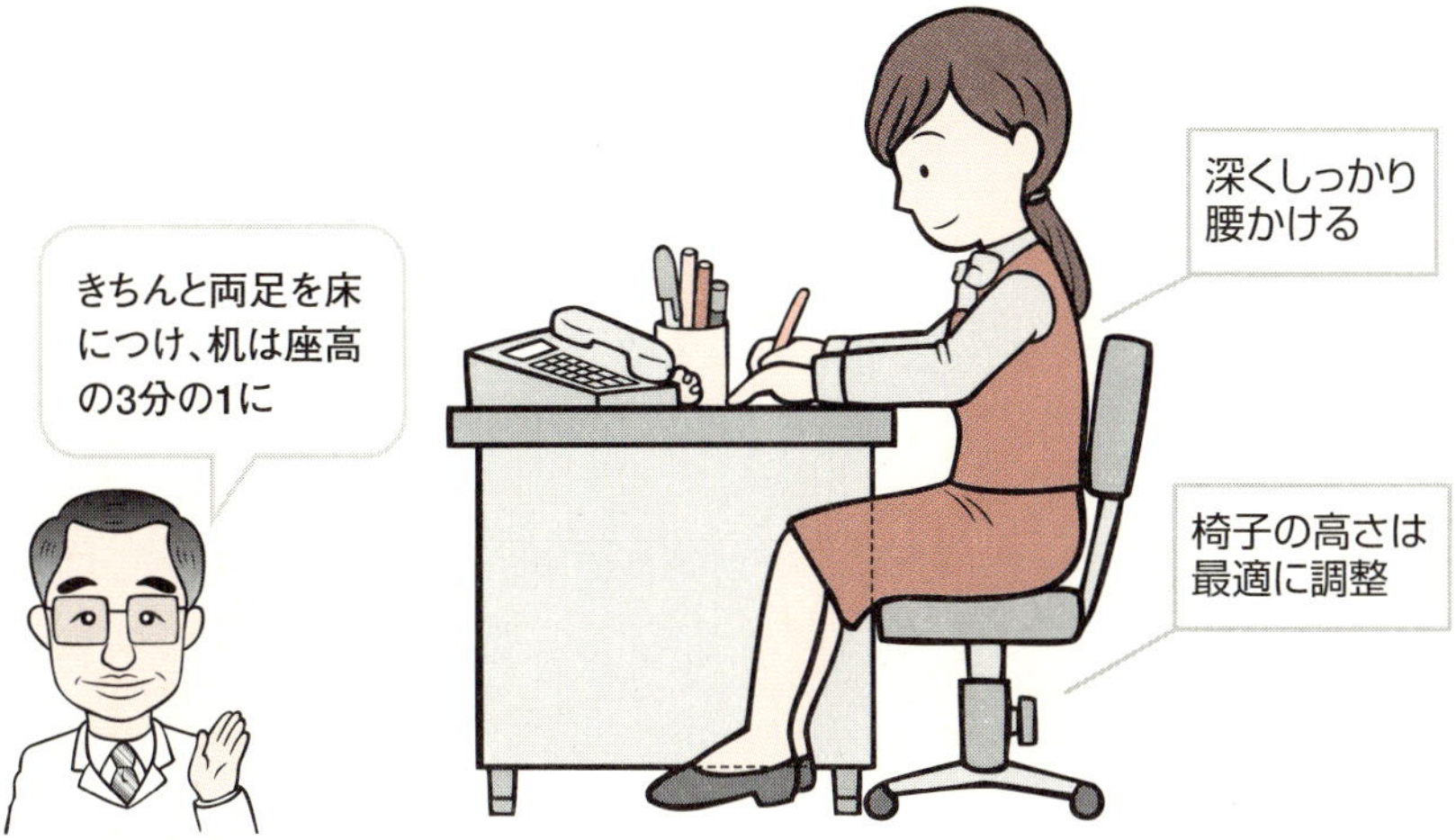
きちんと両足を床
につけ、机は座高
の3分の1に
深くしっかり
腰かける
椅子の高さは
最適に調整

くのが、ちょうどよい高さです。腰のカーブを保つために、座面に後部の厚みが約５センチで、前にいくほど薄くなっているパッドを敷くとさらによいでしょう。

背もたれは約１１０度から１２０度後ろに傾いていて、背中の丸い部分まで支えることができること。肘かけもあったほうがよいのですが、机に十分上体を近づけて仕事ができるように、短めのものを選びます。

机は椅子の高さプラス座高の３分の１の高さがよいのですが、オフィスでは自分の身体に合わせて選ぶことはなかなかできません。ですから椅子の高さを調節して、自分の身体に合った高さにします。

その場合、椅子が高くなりすぎて足が床に届かないようなら、台を置いて足を載せるようにします。

いずれにしても、長時間じっとしているのはよくありません。30分に１回ぐらいは立って、軽く身体を動かしましょう。

農業に力仕事……中腰の姿勢と腰痛の関係は?

中腰の姿勢をなるべく避け、コルセットや踏み台などで腰の負担を減らす

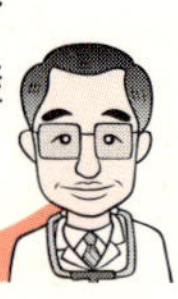

農作業など中腰での作業は腰椎を変形させることもある

昔は腰の曲がったお年寄りがずいぶん大勢いました。これは中腰で重いものを持つなどの作業を長時間つづけたため、椎間板がつぶれ、腰の骨が変形してしまったのです。

最近では機械化が進み、ひどく腰の曲がったかたは少なくなりました。しかしそれでも、中腰の姿勢が腰に大きな負担をかけるのは、今でも同じことです。

どのような姿勢が腰にもっとも負担が大きいかというと中腰、すなわち前に20度ほど上体を傾けた姿勢なのです。

まっすぐ立った状態で椎間板にかかる負荷を１００とすると、立ったまま20度上体を前に傾けた場合の負荷は１５０。ただ中腰になっただけで、負荷は１・５倍になります。

さらにその状態で20キロの荷物を持つと、負荷はなんと２２０。立ったときの2倍以上です。椅子に腰かけて上体を前傾させ、荷物を持つと、負荷はなんと２７５にも跳ね上がります。

中腰での作業がいかに腰に負担を与えるか、おわかりいただけたと思います。農作業や建設現場、工場の生産ライン、あるいは介護の現場などで、腰痛を訴える人が多いのもうなずけるわけです。

では中腰での姿勢が多いとき、どのようにすれば腰痛を防ぐことができるでしょうか。

まず、これはどんな仕事にも共通していえ

✚ 自分なりの工夫で腰痛対策

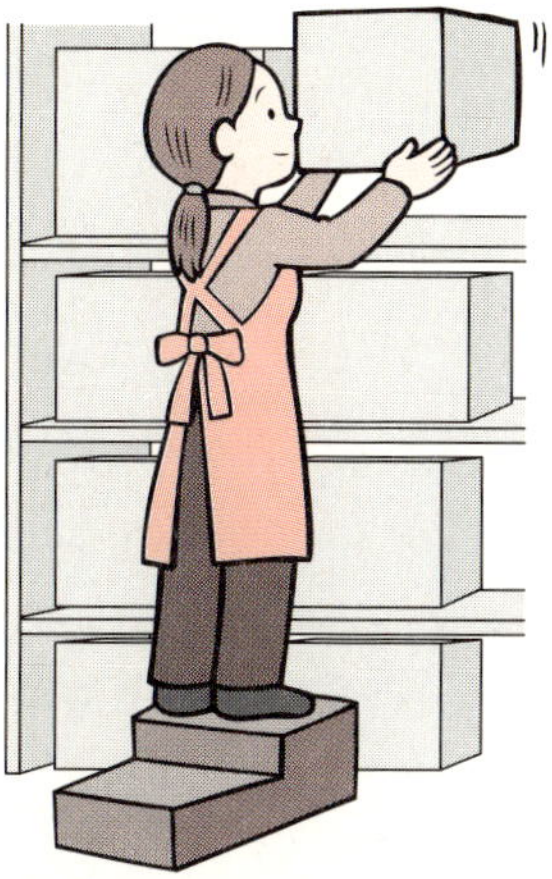

足台を使って無理な姿勢をとらない

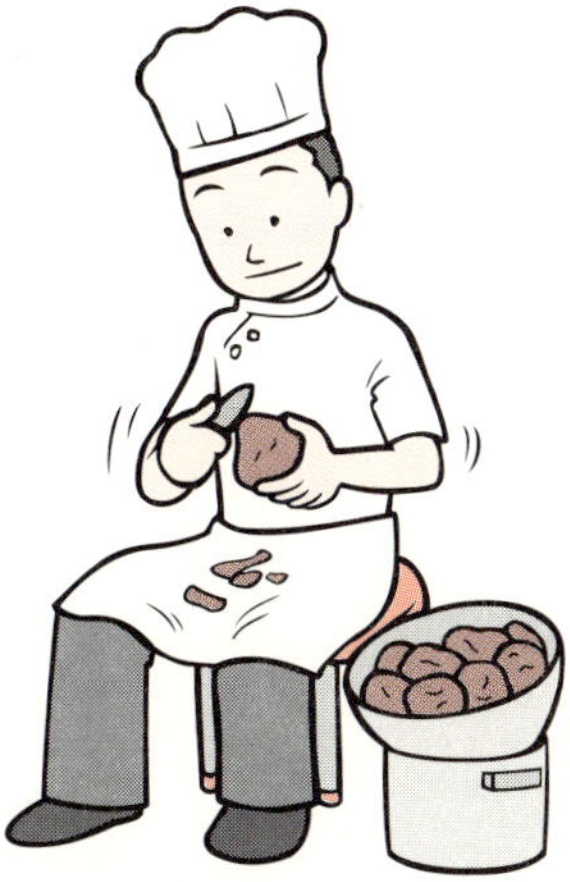

座れる仕事は座ってする。ときどき立って、ストレッチングを

ることですが、長時間じっと同じ姿勢をとらないこと。同じ姿勢をつづければ、それがよい姿勢であっても、筋肉が硬くなり腰痛を招きます。まして中腰という負荷の非常に大きい姿勢では、ダメージも非常に大きなものとなってしまいます。

椅子や踏み台、コルセットが腰痛防止に役立つ

椅子を用意しておいてときどき腰かけたり、屈伸運動や足踏みをするなど、積極的に身体を動かして、筋肉の緊張をほぐしてあげましょう。生産ラインなどでは、足下にレンガ程度の台を置いておいて、片足ずつ交互に載せることでも負担が軽くなります。

中腰で重いものを持ったり移動させたりするときは、身体にできるだけ近づけて持ち、おなかをひきしめます。腕の力だけで持とうとしてはいけません。また、コルセットや幅の広いベルトなどを締めて、腹圧を高めるのも有効です。

車の運転も長時間になると腰痛の原因に

ときには車を降りて屈伸や休憩。シートの角度と位置にも注意

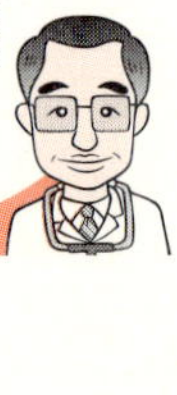

1時間に1回は車の外に出て身体を動かす

車の運転も、狭いスペースにじっとしていなければならないという点では、デスクワークや飛行機のなかと同じです。最近は人間工学に基づくシートが採用されて、昔ほど腰への負担がかからなくなったとはいえ、効果には限界があります。長時間休憩もとらずに運転をつづけたり、悪い姿勢で運転すれば、人間工学など意味をなさなくなってしまいます。

　腰痛防止のもっとも重要なポイントは、長時間同じ姿勢をつづけないこと。長時間の運転では1時間に1回程度は休憩をとり、車の外に出てストレッチングなどをするようにしましょう。休憩をとることで、同時に居眠りを防止することにもなります。運転を交代できる人がいれば、やはり1時間程度でこまめに交代するように心がけましょう。交代するときに軽い運動をすれば、一石二鳥です。

もたれすぎや近づきすぎも禁物!

次に姿勢ですが、まず背もたれの角度は90度以上、100度以下。直角よりも少し後ろに傾いた位置に調節します。楽だからといって傾きを大きくしたり、あるいは逆に猫背で運転したりしては、腰への負担が大きくなります。

　シートの位置は、深くかけて背筋を伸ばし、ハンドルを握ったとき両肘が軽く曲がり、足をゆるく伸ばして無理なくペダルに届くよう

✚ 腰に負担をかけない運転法

正しい姿勢

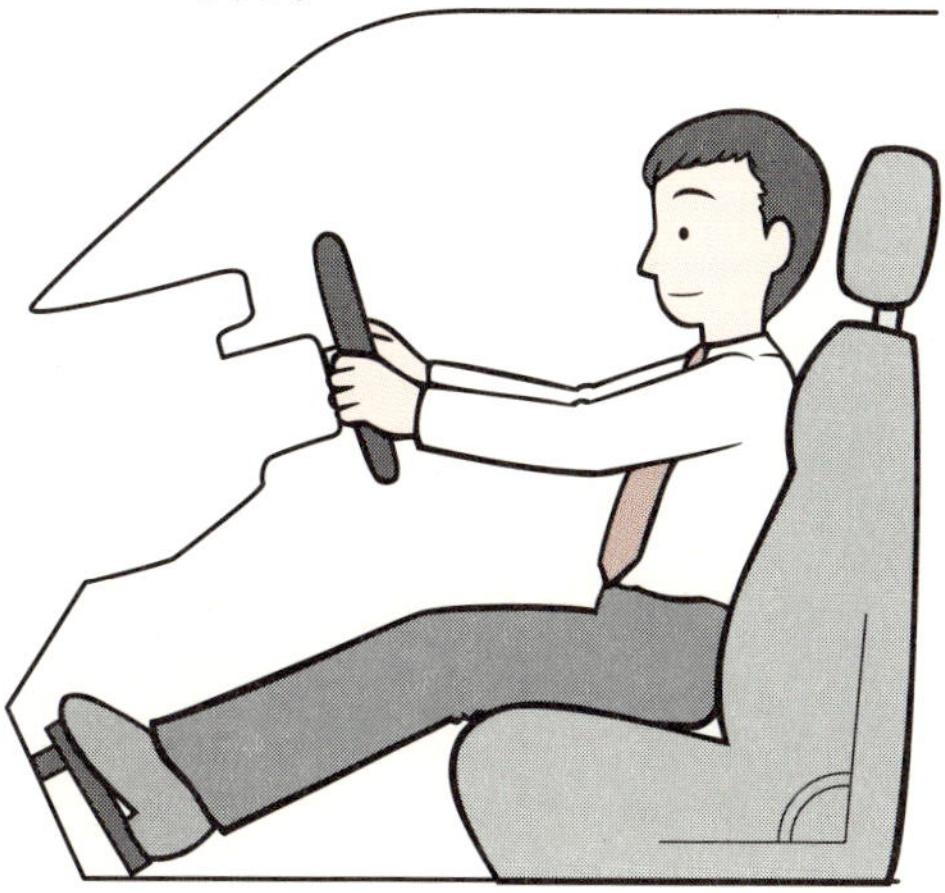

悪い姿勢

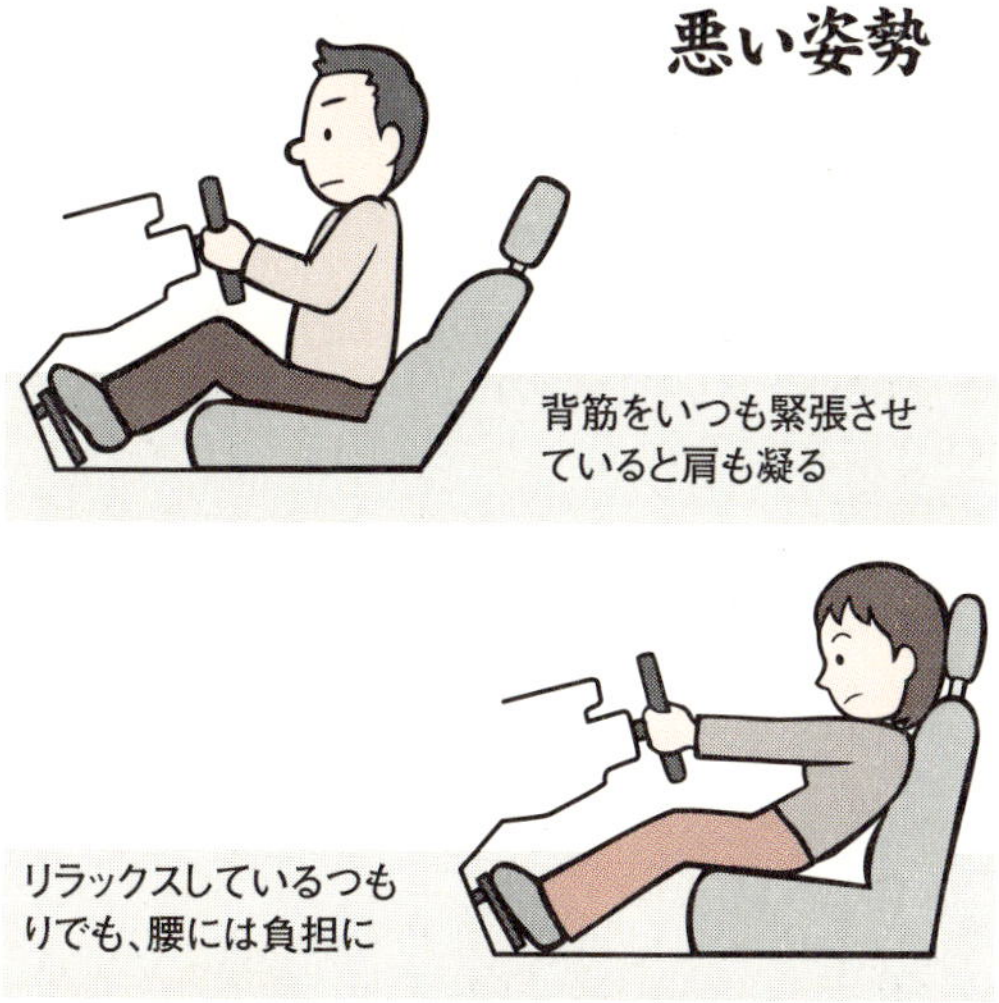

背筋をいつも緊張させていると肩も凝る
リラックスしているつもりでも、腰には負担に

に合わせます。ハンドルやペダルが操作しにくい位置だと、腰痛や肩凝《こ》りになるばかりでなく、事故を起こす原因ともなりますので注意が必要です。

　信号待ちのときには、サイドブレーキをかけたうえで前方に注意しながら、腰を前屈させたり、左右に軽く曲げたりと、身体を小刻みに動かして筋肉の緊張を軽くするといいでしょう。

　どこへ行くにも車で、歩く機会の減っているかたも多いと思います。けれどもそれでは筋力が低下してしまいます。筋力の低下も、腰痛を招く大きな原因のひとつだということをお忘れなく。

出産前後の女性と腰痛の関係は？

適度な運動はよいが、時期や運動の内容については医師と相談を

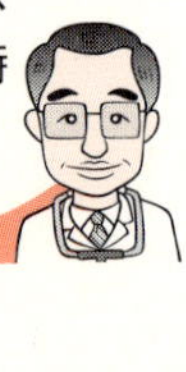

腰への負担はおなかの大きさと比例する

妊娠しておなかが大きくなるにつれて、腰痛を覚えるかたが増えます。

なぜ腰が痛くなるかというと、おなかが前にせり出すと、それを支えようとして骨盤が前に傾き、腰の反りが大きくなります。同時に腹筋にも力が入りにくくなり、腰に大きな負担がかかってしまうのです。

日ごろ運動不足だったり、栄養過多で体重の増加が著しい場合などは、さらに負担が大きくなります。それを解消するために、近ごろは妊婦の運動療法がすすめられています。

ただし、どんな運動をどれくらいするかは、主治医の指示にしたがって、厳重な管理のもとで行なう必要があります。

流産や早産の傾向のある場合は、運動によって子宮の収縮が起き、流産や早産を誘発してしまうことがあります。さらに妊娠中毒症で胎盤機能が低下している場合は、血流低下によって胎児に危険の及ぶ場合もあります。

運動が腰痛や妊娠中毒症を予防してくれる

これらの危険性がない場合、一般的には妊娠第16週に入ってから、運動を行なうことになります。運動を行なう際には、正常な妊娠であり、母体が健康であるという、主治医の診断が必要です。運動を始めてからも定期的なチェックが必要で、たとえば1週間に100グラムも体重が増加したり、血圧が高い

妊娠中、腰痛があるときの休み方

【初期】

【中期】

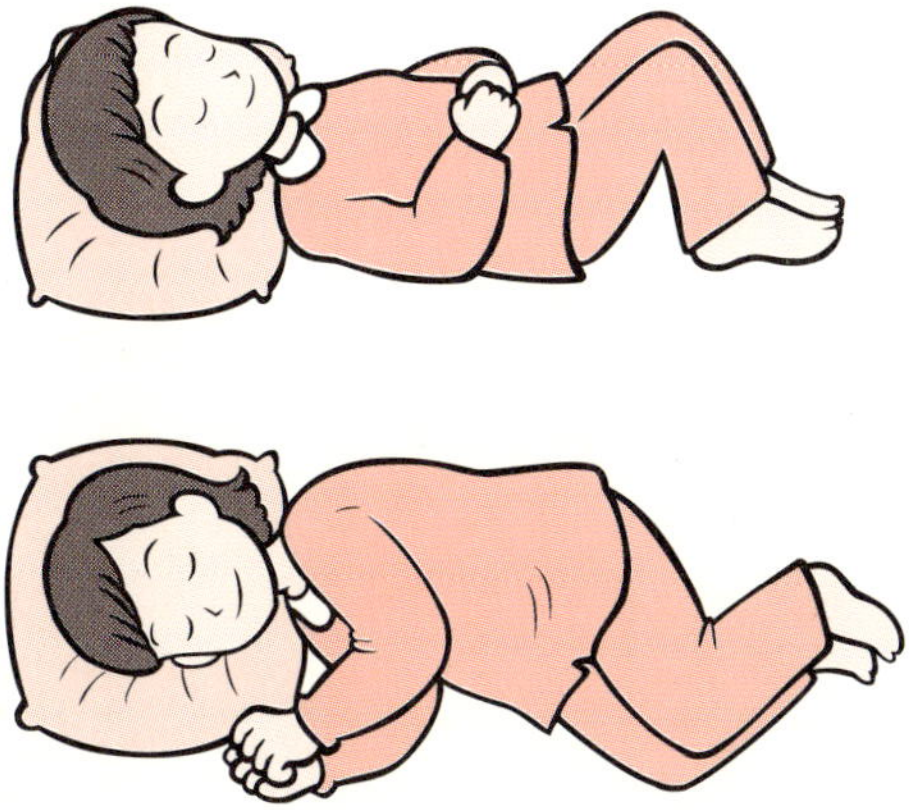

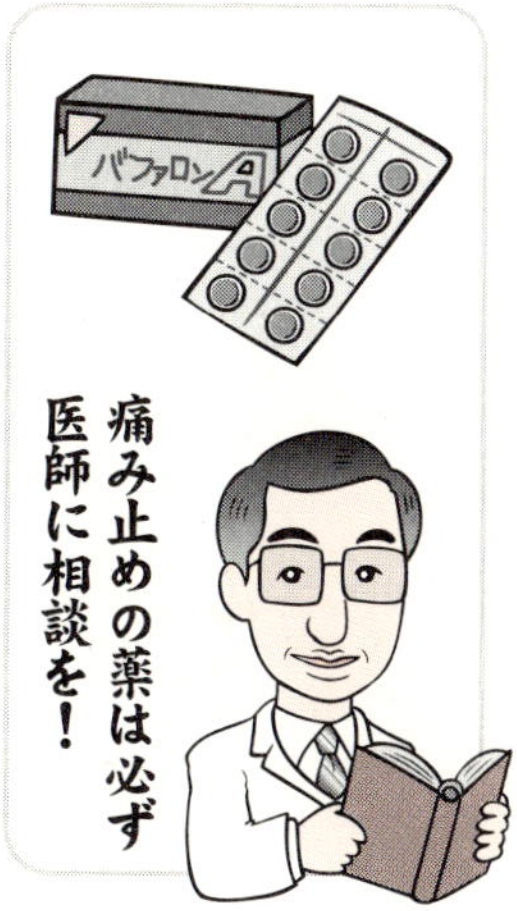
バファリンA
痛み止めの薬は必ず
医師に相談を！

ような場合には診察を受ける必要があります。

これらの条件が満たされていれば、運動は腰痛の予防に効果的です。さらに過剰な体重増加にともなう妊娠中毒症の予防や、分娩時間の短縮などにも効果があります。

妊娠中の運動にもっとも適しているのは、水中運動です。水の浮力で重くなった体重を支え、筋肉をリラックスさせてくれるからです。さらに水の抵抗で運動量が多く得られます。とりわけグループでの水中運動は、会話しながら行なうことで、共通の悩みを解消できるなど、精神面での効用もあります。

妊娠中、特に初期においては、筋弛緩剤や消炎鎮痛剤の使用は避けるべきです。腰痛がひどい場合も、薬を飲む前に必ず産婦人科の医師に相談してください。

痛みがあるときは、妊娠初期では仰向けに寝て膝を立て、膝の下に枕などを入れて固定します。妊娠中期以降は、横向きに丸くなって寝ることをおすすめします。

「肥満」は、腰痛の大敵！中高年ほど注意したい

腰以外にも負担が大きいので、食事、運動など日ごろの習慣を見直す

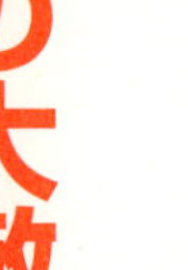

もとから太い人より、あとから太った人のほうが腰痛になりやすい

肥満は高血圧や動脈硬化など、生活習慣病の引き金になりますが、そればかりでなく、腰痛にも大きく関わっています。

肥満とは、脂肪組織が過剰に蓄積された状態をさしますが、脂肪はまず最初に、おなかからお尻にかけての部分につきます。そのため、太ると妊婦と同様、前におなかを突き出すような姿勢になってしまい、骨盤が前に傾き腰椎の反りが大きくなります。

さらに中高年になると腹筋や背筋の筋力も低下するため、腹圧で重みを支えることができず、腰椎にかかる負担は非常に大きなものとなります。

このような状態では、立っているだけでも大きな負担がかかるため、肥満のない人と比べると、肥満している人のほうが腰椎の変形やそれにともなう痛みなどが早く起こってきます。また、同じ体重の人でも、中高年になってから肥満した人のほうが、腰椎にかかる負担は大きいのが普通です。骨格や筋力が、体重に合わせて発達していないからです。

ダイエットの基本は3食きちんと食べること

肥満度の判定法はいろいろありますが、比較的誤差が少なく誰でも簡単にできることから、日本肥満学会では、体重（キログラム）を身長（メートル）の二乗で割った体格指数（ＢＭＩ）を指標としています。22が標準、

✚ “肥満”を判定するさまざまな指標

指標	測定方法	肥満
ウエスト・ヒップ比	腹部と殿部の周囲を測定して比を出す	男性：1以上 女性：0.9以上
BMI	体重（kg）/身長（m）^{2}	26.4以上 （22が基準）
標準体重法	体重（kg）/〔身長（cm）−100〕×0.9	120％以上
体脂肪率	キャリパーで皮下脂肪厚を測定	男性：20％以上 女性：30％以上

ウエスト囲：臍の高さの腹囲＝男性85cm以上、女性90cm以上は腹部肥満型。
腹部肥満型の人は生活習慣病になりやすいといわれている

26・4以上が肥満となります。

ＢＭＩ25以上では生活習慣病の危険が高まるとされていますから、これよりも高い数値が出たかたは、ぜひダイエットに取り組んでいただきたいと思います。

ダイエットの基本は、食べる量を減らすとともに、運動をして消費エネルギーを増やすことです。ただし量を減らすといっても、まったく食べない、あるいは1日1、2食にするのは逆効果。3食きちんと食べて、1回に食べる量を、これまでの八分目程度に抑えるのです。

食事の内容は、油ものや脂肪分の多い肉、甘いものを減らし、野菜、きのこ、海藻などをたっぷりとるようにします。バランスよくいろいろなものを食べるのが大事です。

運動はゆっくり長時間行なえて、同時に脂肪の燃焼に必要な酸素をたくさん取りこむことのできる有酸素運動の、ウォーキング、自転車こぎ、水中歩行がおすすめです。

腰によいはずの入浴も、姿勢しだいで腰痛を招く

低い椅子、前かがみの姿勢は避けて、ラクに洗える環境をつくろう

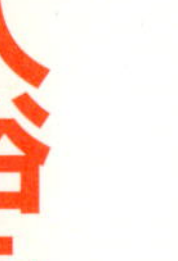

浴槽が小さい場合は要注意！

身体を温めて血行をよくし、筋肉を柔らかくしてくれる入浴は、腰痛に効果的です。ただし、入り方しだいでは、逆効果になることもあります。

まず、骨髄炎《こつずいえん》などの感染症で熱があるときや、打撲による腰痛を起こした直後は、入浴は逆効果になります。打撲の直後は氷などで冷やしたほうが痛みが軽くなります。激しい運動のあとなど筋肉が熱をもった状態のときも、いきなり入浴するのではなく、先に冷やしてからぬるめの湯に入るようにします。

慢性の腰痛の場合は、ぬるめの湯にゆっくりつかって、十分に血行をよくすると効果的です。浴槽が広めでしたら、湯につかりながら手足をゆっくり動かして、簡単なストレッチングをするといいでしょう。ただし無理な動きはケガのもとですから、大きな動きなどはしないように気をつけましょう。

浴槽が狭い場合、特に日本式の四角い浴槽の場合は、注意が必要です。このような浴槽では、手足を縮めてしゃがみこまないと湯につかれません。いくら入浴が腰痛によくても、こんな姿勢でじっとしていては、腰痛を助長することにもなりかねないのです。

浴槽が狭い場合は、なかに小さな椅子のようなものを入れて、そこに腰かけて入るようにします。こうすることで縮こまった姿勢による腰への負担を軽くすることができます。

✚ 洗い場での姿勢にも注意！

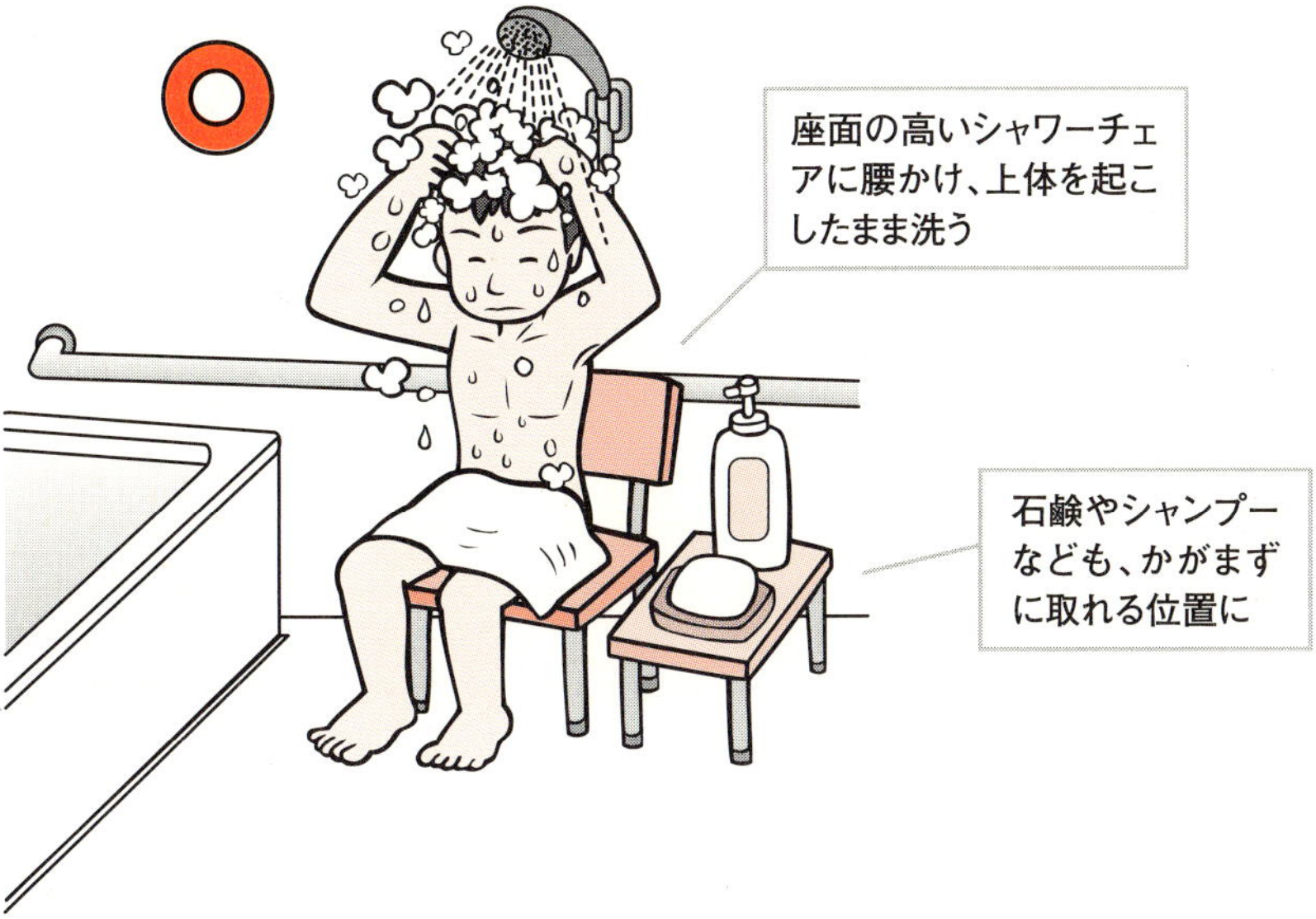
○
座面の高いシャワーチェアに腰かけ、上体を起こしたまま洗う
石鹸やシャンプーなども、かがまずに取れる位置に

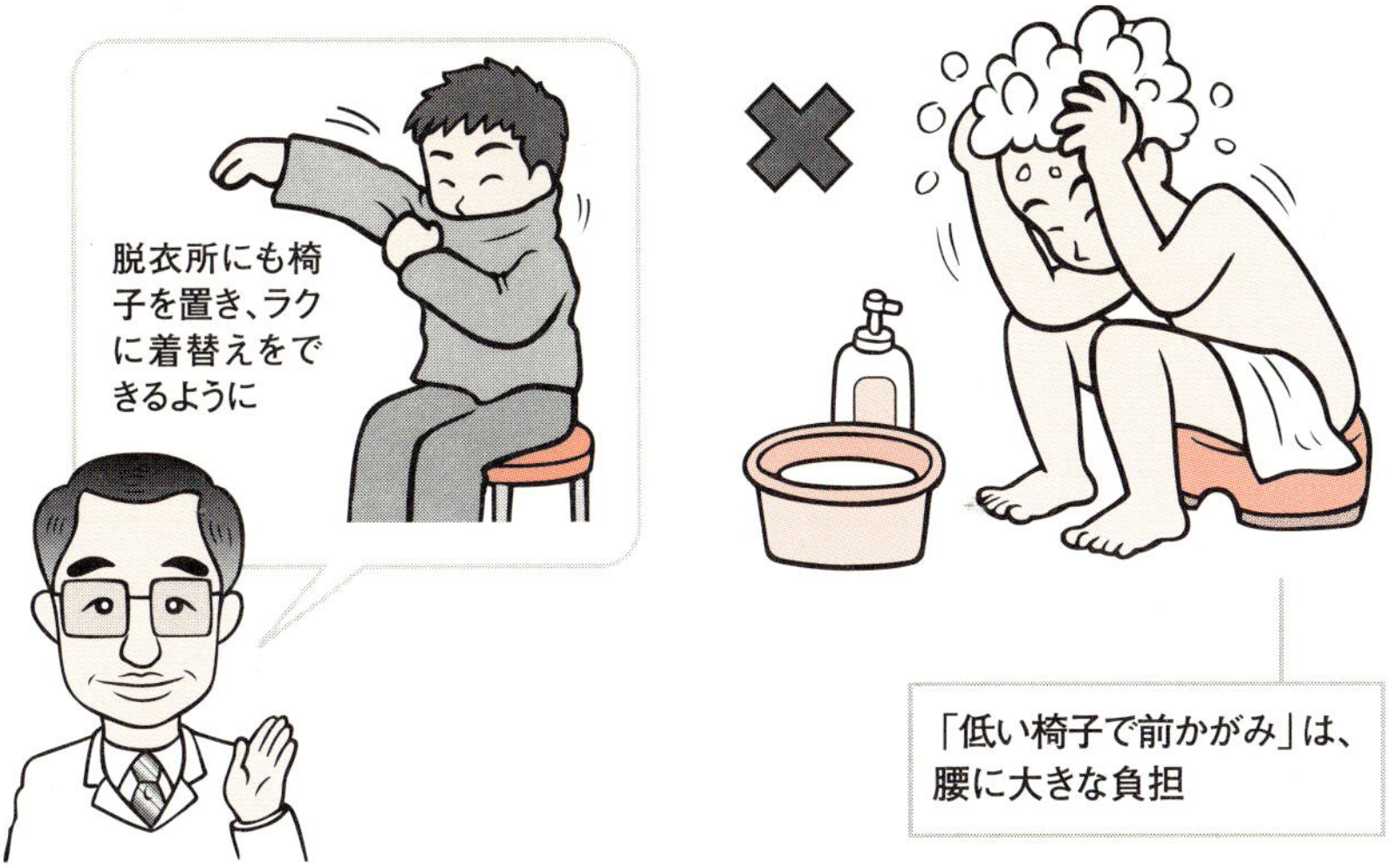
脱衣所にも椅子を置き、ラクに着替えをできるように
×
「低い椅子で前かがみ」は、腰に大きな負担

炊事、洗濯、お掃除……家事の動作も腰痛の原因

毎日の仕事だからこそ、踏み台、椅子などのちょっとした工夫を

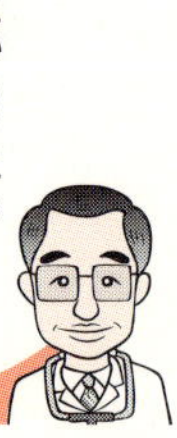

調理台の高さが腰痛の原因になることも

家事は中腰で長時間かかるものが多いため、腰痛のあるかたにはつらい作業です。少しでも腰への負担を減らして、楽に作業ができるよう工夫しましょう。

まず炊事ですが、キッチンの調理台はあなたの身長に合っているでしょうか？　実は調理台の高さが、使う人の身長に合っていないことがかなりあるのです。

高さの合わない調理台では、背の高い人は前かがみになって、背の低い人は上体を反らして作業をすることになります。前かがみでの作業が腰への負担はいちばん大きいのですが、反った場合も腰に負担がかかるのは同じです。

そこで、床面にちょっとした工夫をします。調理台が高すぎる人は、床に台を置いてその上で作業をするのです。反対に調理台が低すぎる人は、レンガぐらいの大きさの台を足下に置き、片足ずつ交互に載せるようにするといいでしょう。また、椅子を用意して、座ってできる作業は椅子に座ってします。

掃除機やほうきは柄の長さを変える

次いで掃除ですが、掃除機を中腰で使っているかたも多いと思います。この場合は延長管の長さを調節して、上体を起こして掃除機を操作するようにしましょう。

延長管が足りなければ、口径の合うものを

✚ 毎日の家事にも工夫を取り入れる

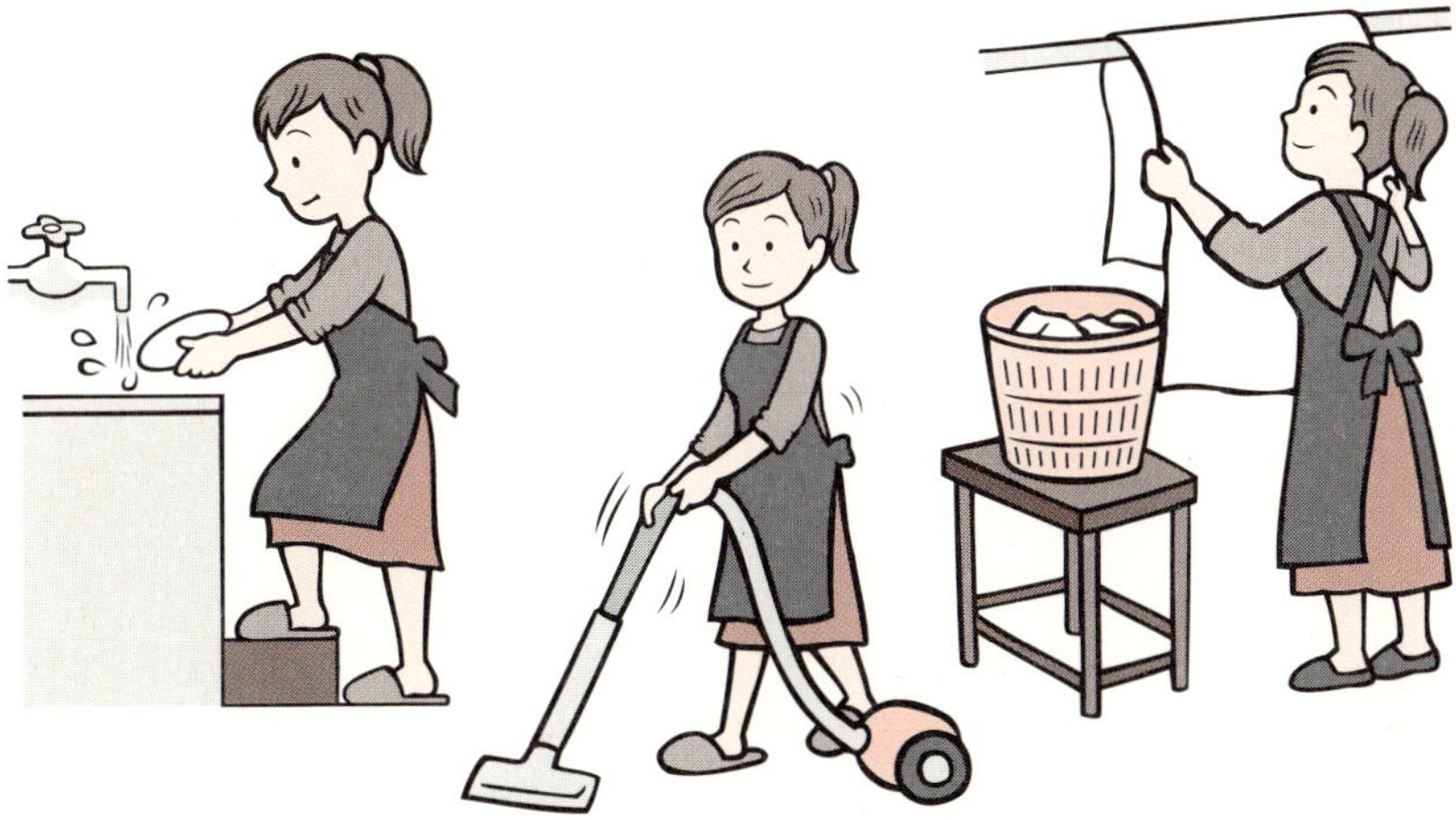

踏み台に片足を乗せ、時折足を替える

延長管で背筋を伸ばして掃除

中腰にならなくても洗濯物を取れるように

ホームセンターなどで買ってきて、つぎ足すといいでしょう。同様にモップやほうきなども、柄の長さを調節して上体を起こして使うようにします。

窓拭きや床のぞうきんがけをするときは、伸び上がったり中腰のままやったりせずに、台に乗る、あるいは床に腰を下ろして作業します。

洗濯物を干すときは、中腰になって洗濯物を取り、背伸びして干すかたが多いようです。しかもこの繰り返しですから、腰への負担はかなりのものです。負担を減らすには、洗濯物は台の上に置き、物干し竿の位置は低くして、かがんだり伸び上がったりしなくても干せるようにすることです。

踏み台や椅子など、ちょっとした工夫で腰への負担はかなり減らすことができます。いちいち台を持ちだすのはめんどうだと感じるかもしれませんが、それで腰痛を防げるなら、十分価値はあるのではないでしょうか。

COLUMN 疲れにくい靴の選び方

足に合わない靴を履いていると、疲れるだけでなく腰痛の原因になることもあります。軽ければ疲れないと思っていらっしゃるかたもいますが、靴は軽ければいいというわけではありません。また、楽だからといって、なかで足が遊んでしまうほど幅の広い靴を履いていると、外反母趾になってしまうこともありますので注意してください。よい靴とは、以下のような条件を満たしたものです。

①かかとをしっかり包むような適度な固さ
②靴底に適度な固さの芯材があり、足指の関節で曲がる
③足の甲まで覆っている
④足の指が、なかで動かせる

足に合った、靴の選びかた

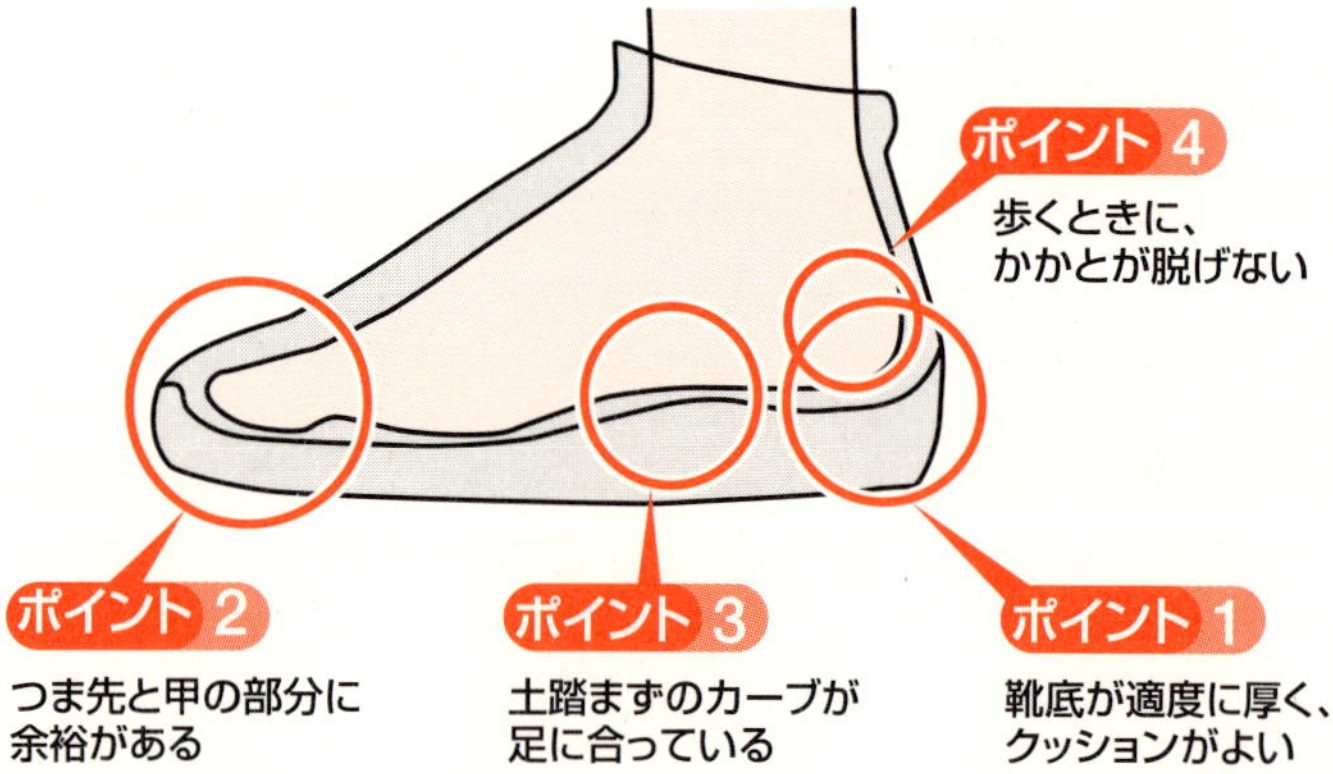
ポイント4
歩くときに、
かかとが脱げない
ポイント2
つま先と甲の部分に
余裕がある
ポイント3
土踏まずのカーブが
足に合っている
ポイント1
靴底が適度に厚く、
クッションがよい

PART

3

ぎっくり腰に椎間板ヘルニア……代表的な腰痛の種類と病状は？

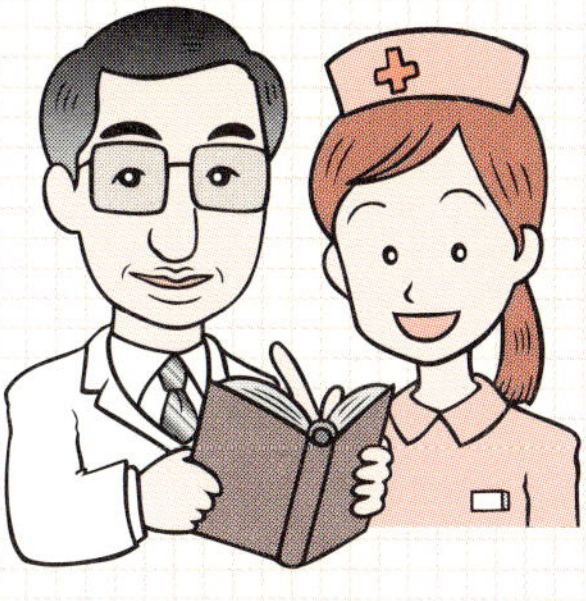

急性のぎっくり腰から、「腰痛の代名詞」ともいえる椎間板ヘルニア、さらには各種の腫瘍まで…腰痛をもたらすおもな症状と病気を解説

▼圧倒的に多いのは、前にかがむと痛む前屈障害型の腰痛

前かがみや後ろに反ったときに痛む

前屈障害型・伸展障害型

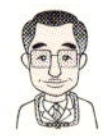

働き盛りの人がなりやすい前屈障害型腰痛

腰痛には大きく分けて腰を前に曲げると痛むものと、後ろに反らすと痛むものとがありますが、前かがみになると痛むものを前屈障害型腰痛、あるいは屈曲型腰痛と呼びます。

腰痛症の多くはこの前屈障害型で、原因のほとんどが悪い姿勢や不自然な動作です。働き盛りの人がなりやすいという特徴があり、アスリートが運動によって生じることが多いのもこのタイプです。

前かがみになったとき痛みが強くなるのは、骨粗鬆症《こつそしょうしょう》で腰椎《ようつい》がつぶれてしまったケースや、腰椎椎体・椎間板炎《ついかんばんえん》などの感染症でも同様ですが、ここではこれらは省きます。

前屈障害型腰痛は、太ももの後ろ側にあるハムストリング（大腿二頭筋）という筋肉と、背筋（脊柱《せきちゅう》起立筋群）の緊張が原因です。悪い姿勢をつづけていると、この2種類の筋肉が硬くなってしまうのです。特にハムストリングが緊張すると、骨盤が前に傾きにくくなります。そのため無理に前かがみになると、背筋が引っ張られて腰に痛みが走るのです。

この状態の患者さんは前かがみにすると痛いので、仰向けに寝て膝を曲げ、その下に毛布や枕を入れて固定し、しばらく安静にします。運動中に発症した場合も同様です。発症直後は太ももの裏側を冷やし、鎮痛剤や筋弛緩剤を使用して痛みを抑えます。痛みが軽くなったら、温めてマッサージやストレッチン

グをし、緊張をやわらげていきます。

腰を後ろに反らすと痛みを感じる伸展障害型腰痛

1週間以上も痛みがつづいたり、かえって痛みが強くなるようなら、別の病気の可能性もあるので、再度診察を受けてください。

ストレッチング時の注意点

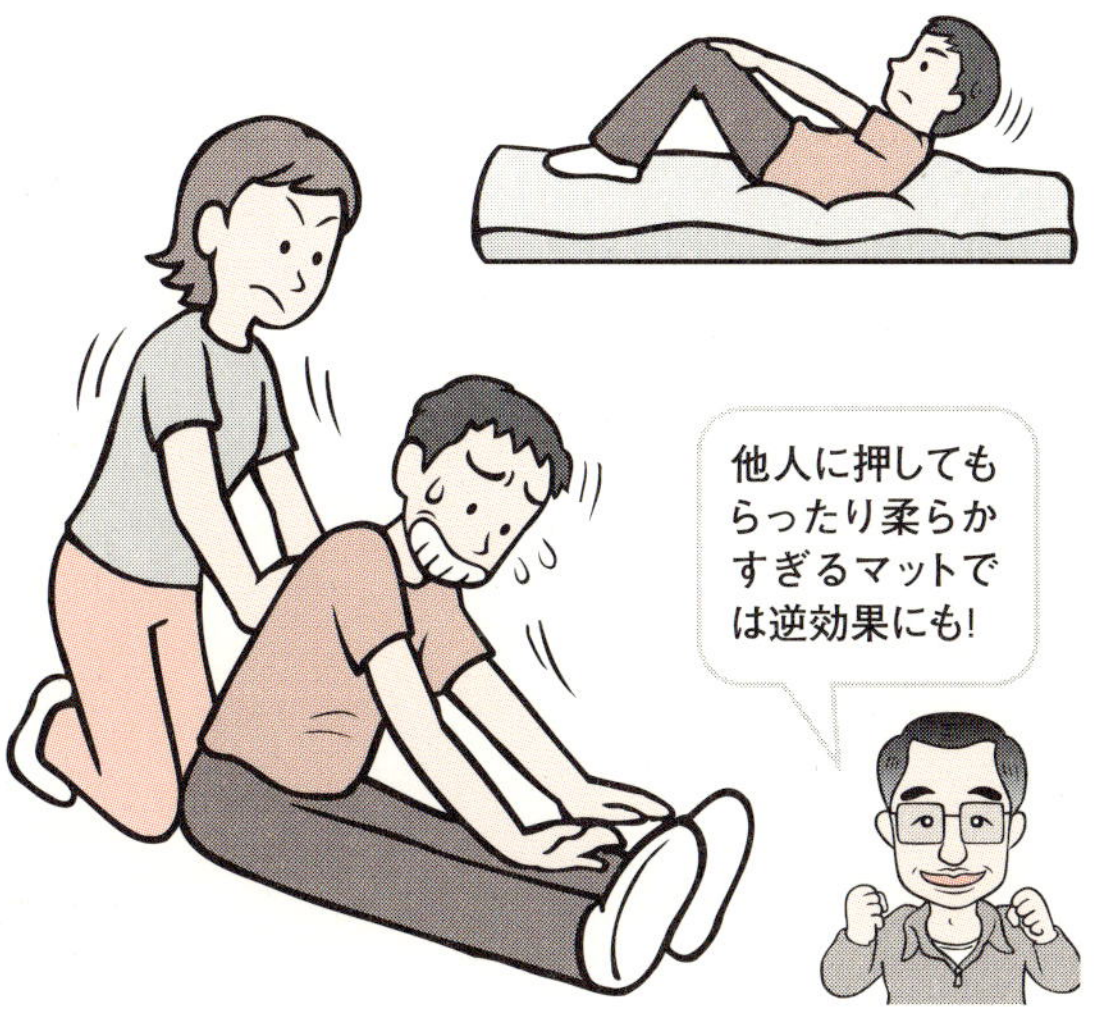
他人に押してもらったり柔らかすぎるマットでは逆効果にも!

腰を後ろに反らすと痛みを感じるものを伸展型腰痛、または後屈障害型腰痛と呼びます。このなかには脊柱管狭窄症《せきちゅうかんきょうさくしょう》や脊椎すべり症、変形性脊椎《せきつい》症など器質的な疾患が多く含まれますが、これらの病気についてはそれぞれの項で述べますので、ここでは省略します。

器質的な疾患ではなく後屈障害型腰痛が発症するのは、スキーのジャンプの着地時など、股関節が曲がった状態で背中に無理な負荷がかかったときです。股関節を曲げ伸ばしする際に使う腸腰筋や大腿直筋をいためてしまったため、腰を伸ばすとき股関節の伸びや骨盤の起き上がりが十分にいきません。その結果、腰の反りが強くなり痛みが出るのです。

スポーツで後屈障害型腰痛を発症したときは、前屈障害型腰痛のときと同様に安静と固定、そして痛みと筋肉の緊張を取るために鎮痛剤や筋弛緩剤などを使います。痛みがやわらいだら、これも同様に温めてストレッチングを行ないます。

▼ほとんどは数日～十数日で治るが、痛みが引かないときは注意が必要

日常の動作をきっかけに急に痛みが走る ぎっくり腰

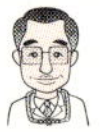

ぎっくり腰は、ねんざの一種

不用意に重いものを持ち上げたり、急に腰をねじったり、くしゃみをしたり、階段を下りたりしたときに、腰が〝ぎくっ〟となって、歩けないほどの痛みに襲われることがあります。これがぎっくり腰で、西洋では〝魔女の一撃〟と呼ばれ、恐れられています。

ぎっくり腰は、腰椎ねんざの一種です。ねんざとは、関節に無理な力がかかったことによって、関節包や靭帯《じんたい》が伸びたり、引きちぎられたりしてしまった状態をさします。なかには腰椎の関節が、わずかにずれてしまっているケースもあります。

普通ねんざというと、手首や足首などを思い浮かべますが、腰椎の関節にも同様のことが起こるのです。

腰椎ねんざは、急激に痛くなるケースだけでなく、気づかないうちに起こしていて、時間とともにしだいに痛みが増すケースもあります。また、腰椎ねんざを繰り返すうちに、椎間板が傷ついてしまい、椎間板ヘルニアになることもあります。

若い人にも起こるのですが、どちらかといえば腹筋や背筋の筋力が低下した中高年に起きやすく、腰椎が変形した変形性脊椎症や、椎間板ヘルニアがある人にも起きやすいといえます。

ぎっくり腰は通常、安静にしているだけで、数日から10日間程度で痛みが引き、あとに症

ぎっくり腰を予防する日常の注意

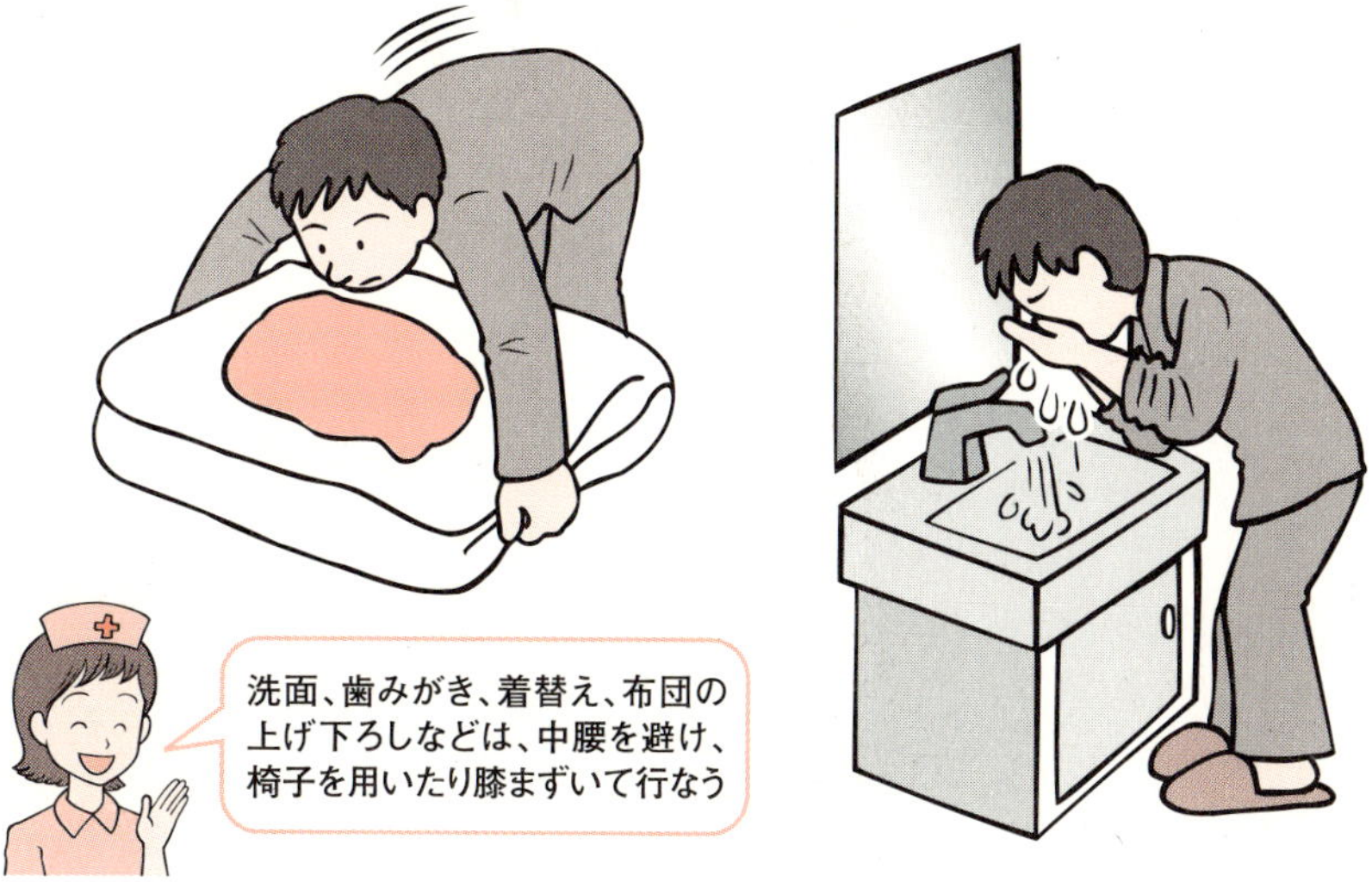
洗面、歯みがき、着替え、布団の上げ下ろしなどは、中腰を避け、椅子を用いたり膝まずいて行なう

状が残ることもありません。

ほとんどの場合安静にしていれば治る

治療法としては、ぎっくり腰になったらとにかくまず横になって安静にします。身体を伸ばすと痛みが増すので、横向きに寝てエビのように腰と膝を曲げるといいでしょう。

屋外で起きたときは、ベンチなど硬いところに横になるといいのですが、それができなければ、腰を少し曲げて背中を壁に押しつけます。痛みが治まるのを待ち、おなかに力を入れ、少し前かがみになって横歩きにゆっくり移動します。

ごく初期は冷やしてもいいのですが、冷湿布やコルセットは長くつづけると筋肉を硬くしてしまいます。安静にして痛みがやわらいだら、早めに温めて筋肉のストレッチングをします。下肢の痛みやしびれをともなったり、10日以上も症状が軽くならない場合は、専門医の診察を受けましょう。

▼痛みを感じないものから手術を要するものまで、対処法もさまざま

脚の痛みをともなう〝腰痛の代名詞〟といえば 椎間板ヘルニア

腰の痛みがなくても、足の痛みやしびれに要注意

左右どちらかの脚《あし》が痛い、あるいはしびれる。なんとなく歩きにくい。そんな症状が何日もつづいたら、椎間板ヘルニアを疑ってみるべきかもしれません。

椎間板ヘルニアは、腰痛の代名詞のようにいわれる疾患です。患者さんのなかにも、「腰痛なんですが、椎間板ヘルニアですか？」と聞くかたがいらっしゃるほどです。

けれども椎間板ヘルニアでは、腰そのものの痛みよりも下肢《かし》、すなわち脚の痛みやしびれといった症状のほうが特徴的です。

また、よく知られた疾患ではありますが、実際に治療の対象となる椎間板ヘルニアは、それほど多くありません。最近では外来で気軽にＭＲＩ検査が行なわれるようになり、椎間板ヘルニアが見つかることは多いのですが、必ずしも腰痛がこれに起因しているとは限らないのです。

40代以降の人では、70パーセント以上の人になんらかの椎間板の異常が見つかるといっても過言ではありませんが、そのなかで腰痛のある人はごく一部です。

ヘルニアがあっても痛くないことも多い

そもそもヘルニアとは、組織が本来あるべき位置から飛び出すことをさします。ですから椎間板ヘルニアがあるということは、椎間板が飛び出して、その後ろを走っている神経

✚ 椎間板ヘルニアのMRI画像

比較的軽度のヘルニア　　　重度の圧迫

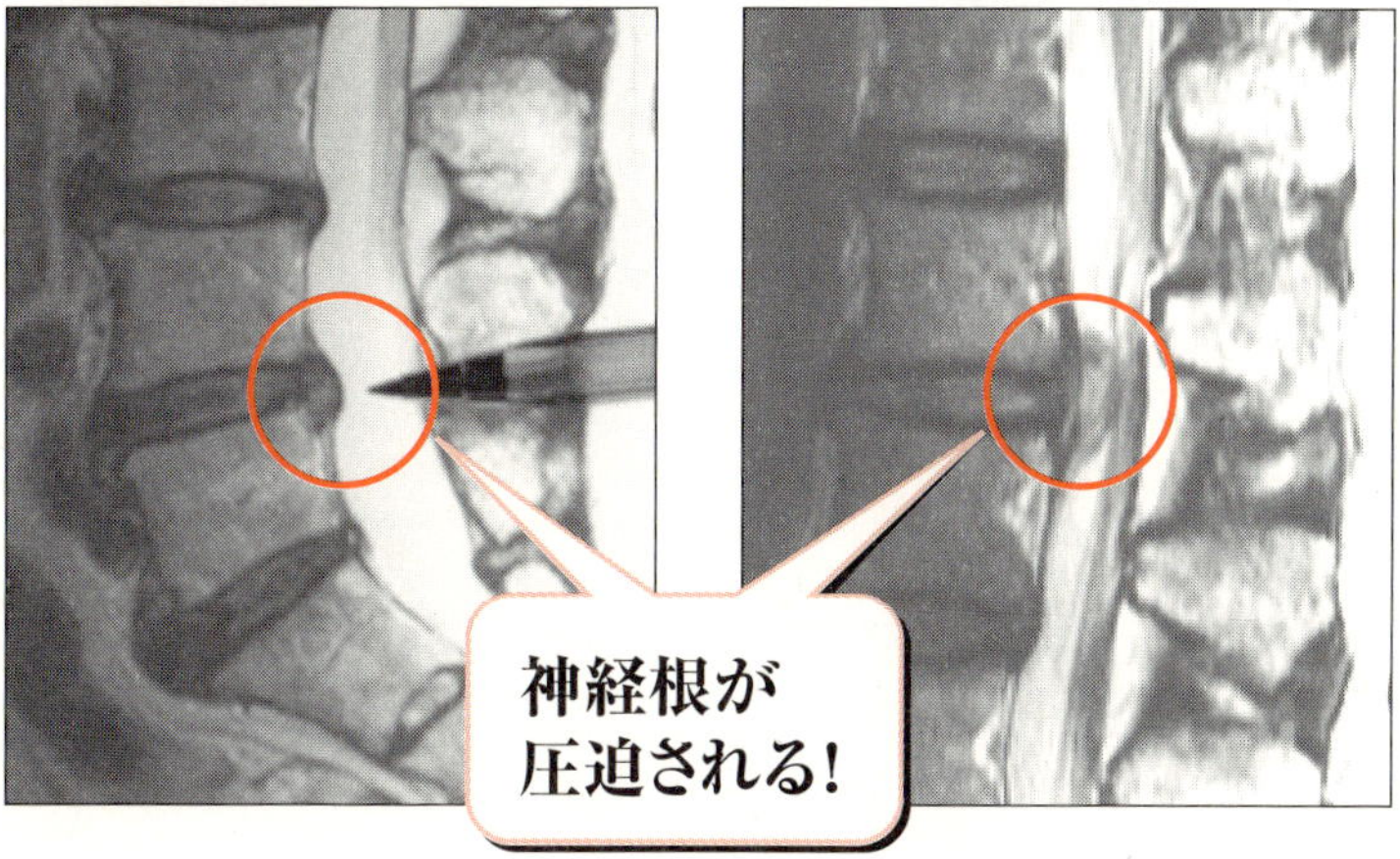
神経根が
圧迫される！

**椎間板ヘルニアは、
治療しなくても吸収される場合も！**

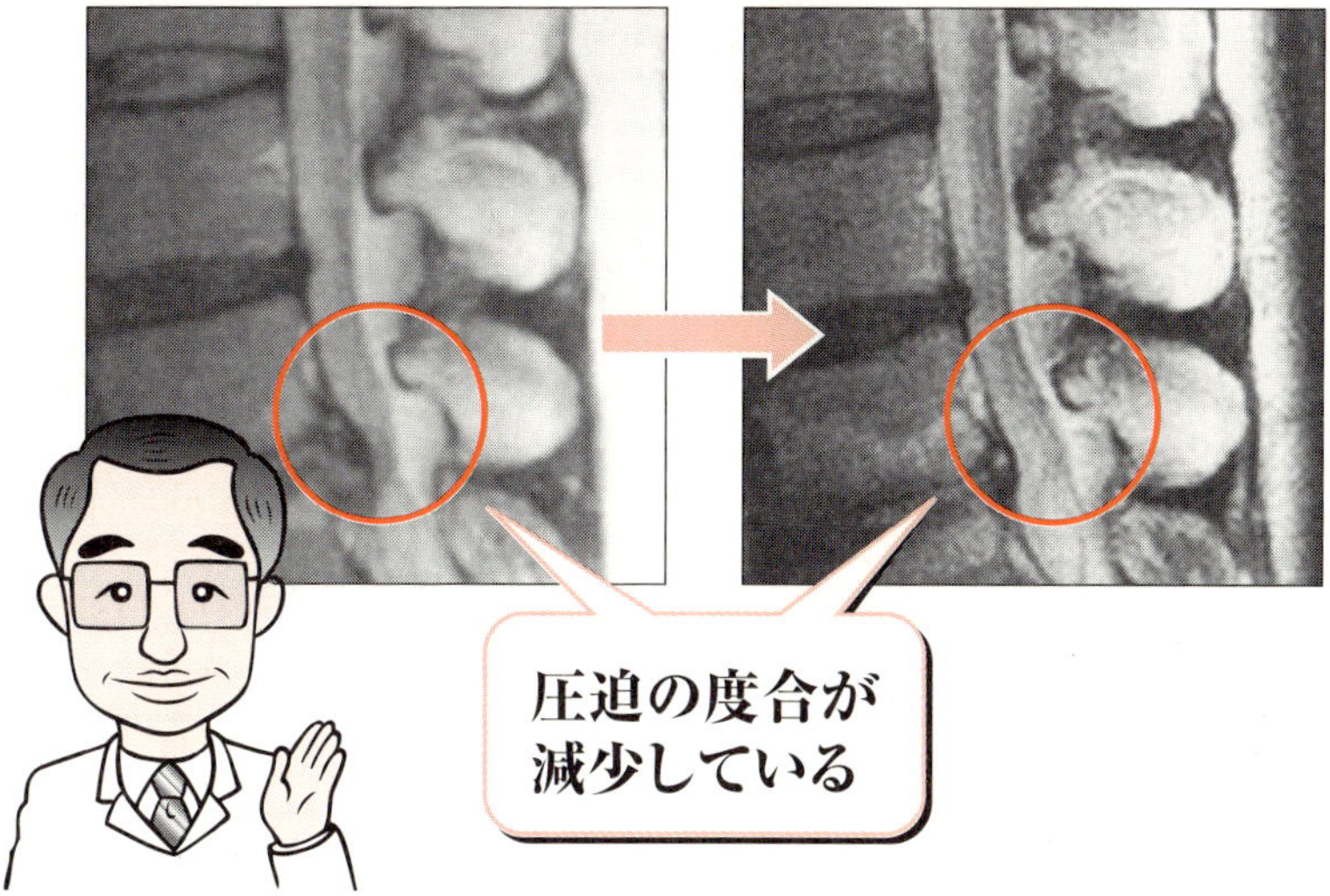
圧迫の度合が
減少している

根を圧迫しているということです。ところが、ある程度の圧迫があるからといって、すぐに問題が生じるわけではなく、無症状のまま過ぎていく場合も多いのです。

椎間板ヘルニアで症状が出るのは、単に神経が圧迫されているだけでなく、それによって神経に炎症や血流の障害が引き起こされている場合だと考えられます。

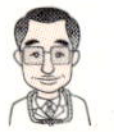

椎間板は骨と骨とのクッションの役目

もう少し詳しくみてみましょう。まず椎間板とはどのような組織かというと、脊椎の骨と骨とのあいだにある軟骨組織で、クッションの役目を果たしています。構造は、タマネギのような水分の多い線維輪のなかに、髄核《ずいかく》があります。

なんらかの原因で線維輪に亀裂が入り、そこから髄核が外に移動したのが椎間板ヘルニアです。髄核が移動して椎間板が後方へ盛り上がった状態と、脱出ヘルニアと呼ばれる線維輪から飛び出した状態があります。

この膨らんだ、あるいは飛び出した部分が、脊椎の後ろを走っている神経を圧迫するため、さまざまな障害が出てくるのです。

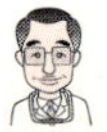

椎間板ヘルニアだから手術するとは限らない

多く発生するのは腰椎の下部。第4腰椎と第5腰椎のあいだ（⇩103ページ）が最多で、次がその下の第5腰椎と仙骨のあいだです。

症状は発生した場所と程度によって異なりますが、多くの場合、下肢へとつづく神経（神経根）を圧迫するため、脚のしびれや痛み、あるいは脚に力が入らないといった状態になります。そのため椎間板ヘルニアの主な症状は、腰痛ではなく、座骨神経痛と呼ばれる下肢の症状なのです。

ですから腰痛がなくても、脚の痛みやしびれが2、3週間もつづく、あるいは頻繁に繰り返すといった場合は、専門医の診察と検査を受ける必要があります。

なかなか尿が出ないなどの排尿障害や、肛門周囲のしびれなどがある場合は、馬尾《ばび》神経障害の可能性がありますから、早急に病院に行くようにしてください。緊急に処置をしないと、障害が残る可能性もあります。

椎間板ヘルニアと診断されると、「手術するのですか?」と聞かれる人が多いのですが、仮に大きな椎間板ヘルニアが見つかっても、馬尾神経障害や高度なマヒのある場合をのぞいては、急いで手術をすることはありません。

まずはコルセットなどによる固定と投薬を行ない、安静にして経過をみます。使われる薬は鎮痛剤や筋弛緩剤などで、痛みがひどい場合は、麻酔のブロック注射をすることもあります。さらに患部を温める、牽引《けんいん》するなどのリハビリテーションを行ないます。

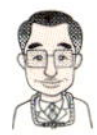

ケースによっては内視鏡手術や顕微鏡下手術も

これらが効を奏しない場合や、いったん症状がやわらいだものの短期間で繰り返すような場合に、初めて手術を考えます。

手術の方法としては、身体の後ろからメスを入れ、飛び出した髄核を切除するラブ法（⇩143ページ）が一般的です。

最近では顕微鏡や内視鏡を用いて、できるだけ小さな侵襲で身体への負担を減らした手術を行なう病院が多くなっています。

これによって早期の社会復帰が可能になるわけですが、どんな椎間板ヘルニアも、こうした小侵襲手術がよいとは限りません。大がかりな方法を必要とするものもありますので、十分説明を受けるべきです。

レーザーによる椎間板ヘルニアの減圧治療や、蛋白《たんぱく》分解酵素を椎間板に注射して溶かす治療法も開発されていますが、まだ一般的ではありません。

健康保険による治療としても認められていませんし、治療の成績についてもいろいろな意見があります。これらの治療法に関しては、十分な議論を待つほうがよいでしょう。

▼加齢による原因が主だが、痛みを感じない場合も多い

脊椎の老化によってもたらされる変形性脊椎症（腰椎症）

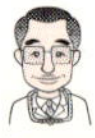

年齢とともに自然に骨が変化する

背骨すなわち脊椎は、椎体と呼ばれる骨が積み重なったものですが、この一つひとつの骨、椎体も年をとるにしたがって変形していきます。

骨の高さが低くなったり、骨の端に骨棘《こつきょく》と呼ばれる棘《とげ》のような飛び出しができたりするのです。

あるいは椎体と椎体のあいだにある椎間板の厚みが薄くなったり、脊椎そのものが曲がったり、ずれたりすることもあります。

人は立って生活をするため、脊椎にはいつも上からの重力がかかっています。その重力に耐えられるように、脊椎はS字カーブを描き、腹筋と背筋が前後からこれを支える構造になっているわけです。

けれども長年にわたって重力を受けつづけると、しだいに骨が変形してきます。これがいわゆる変形性脊椎症で、腰椎に変形が起こった場合は、変形性腰椎症と呼びます。

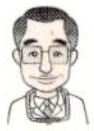

骨は痛みを感じない!?

実は変形性脊椎症自体は、病気というよりは加齢現象のひとつで、あまり深刻に考える必要はありません。年齢とともに骨が変形したからといって、必ずしも痛みが出るわけではないからです。

骨そのものには痛みを感じる神経はほとんどないため、骨の変形が周辺の関節や靭帯、

✚ 変形性脊椎症のレントゲン写真（造影したもの）

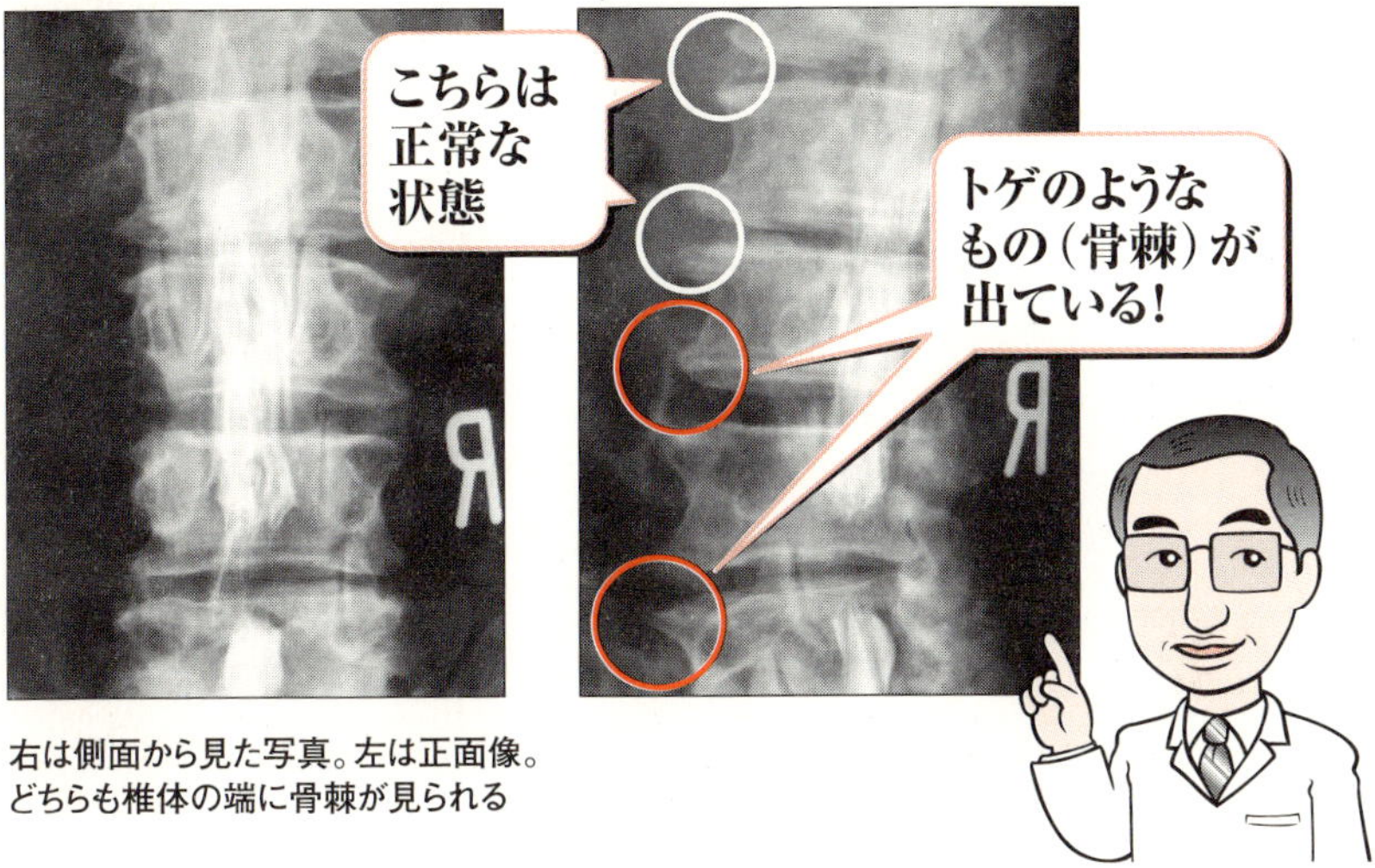
こちらは正常な状態
トゲのようなもの（骨棘）が出ている！

右は側面から見た写真。左は正面像。
どちらも椎体の端に骨棘が見られる

椎間板などに影響を与えて初めて、痛みなどの症状が出るのです。

たとえば骨の変形も手伝って、神経の通り道が狭くなってしまったのが、脊柱管狭窄症です。この場合は狭くなった脊柱管に神経が圧迫されるため、痛みやしびれが出ます。

変形性脊椎症では、下肢のしびれや痛みが強い、歩けないなどの症状が出たり長びいたりした場合に、病院で診察を受け、レントゲンやＭＲＩなどの検査をする必要があります。

治療は通常、コルセットや痛みに合わせた薬物治療、ブロック注射、あるいはリハビリテーションや生活指導などが主体です。けれども下肢の痛みや歩行障害が重い場合や、保存的治療が効果的でない場合は、手術ということもありえます。

手術を必要とする場合は、単に変形性脊椎症としてではなく、脊柱管狭窄症などそれぞれの疾患として、その状態に合った手術方法が採用されます。

脊柱管狭窄症
デスクワークや長時間運転者に多い

▼しびれやマヒをともなう場合もあり、高齢男性に多いのが特徴

脊柱管は、生まれつき広い人と狭い人がいる

「休み休みでないと長い距離を歩けない」「腰をかがめて休憩すると、また歩けるようになる」こんな症状を訴える中高年のかたがいます。これは間欠性跛行《はこう》といい、多くの場合、バージャー病と呼ばれる血管の病気か、神経の通り道が狭くなる脊柱管狭窄症のどちらかです。

バージャー病の場合は通常しびれやマヒはありませんが、脊柱管狭窄症の場合はしびれやマヒがあるほか、「自転車だと楽」といった症状などが特徴的です。

脊柱管とは、背骨の後ろ側にある神経の通り道で、脳からつながった脊髄神経（腰の部分では馬尾神経になる）が、この管のなかを通っています。

この脊柱管は、生まれつきスペースが広い人と狭い人がいますが、年をとるにつれて狭くなり発症するのが一般的です。加齢によって腰椎や椎間板が変形したり、脊柱管の前後にある靭帯の厚みが増したりするため、それにともなって発症するのです。生まれつきスペースの狭い人のほうがより早く出ますが、もっとも多いのは60歳以上の男性で、先に述べた変形性脊椎症、あるいは次の項で述べる変形性すべり症のある人です。

腰を前かがみにすると症状がやわらぐ

脊柱管狭窄症では神経の通り道が狭くなる

✚ 脊柱管狭窄症のMRI画像

白い"モヤモヤ"が神経。モヤモヤが途切れている所で脊柱管が狭くなっている！

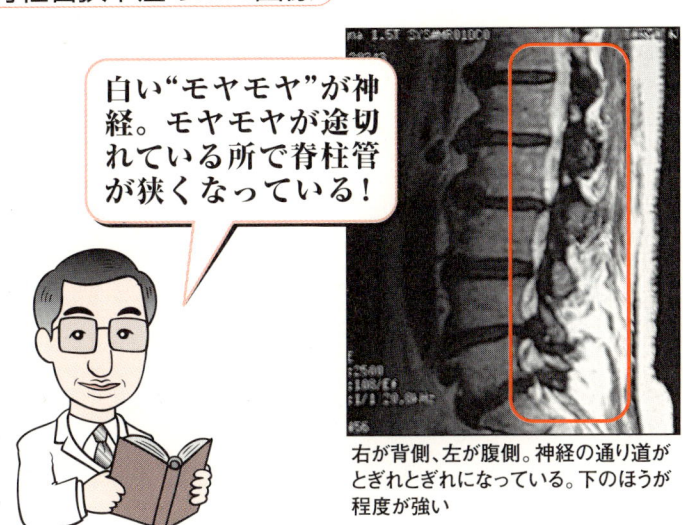

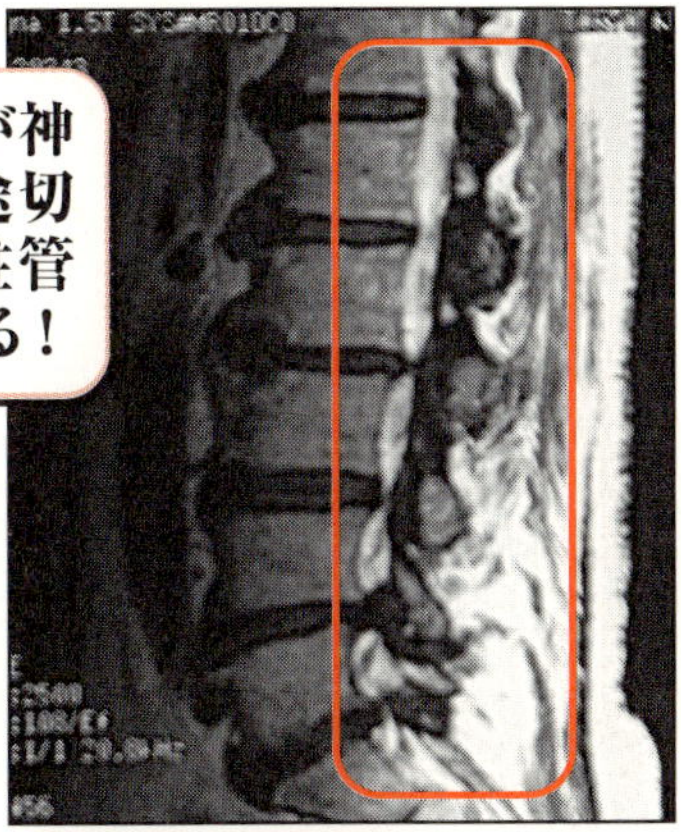

右が背側、左が腹側。神経の通り道がとぎれとぎれになっている。下のほうが程度が強い

ため、そのなかを通る神経が圧迫されて、足のしびれや痛み、間欠性跛行などの症状が起きてきます。腰をかがめて休むとまた歩けるようになったり、自転車だとラクなのは、腰を前に曲げると脊柱管が構造的に広がり、神経への締めつけが緩むからです。

診断は外来によるＭＲＩが一般的ですが、さらに詳しく調べるには、造影剤を注入しての検査を行ないます。こうすると腰椎の動きにともなって脊柱管の状態が変わるのがよくわかります。

症状が軽いあいだは、コルセットやリハビリテーション、あるいは薬による治療が一般的です。あわせて生活動作の指導や、禁煙指導なども行ないます。血行を障害するため、喫煙は悪影響があるのです。

歩行障害が強くなったり、下肢の痛みが強く生活が困難な場合は、脊柱管を広げる手術を行ないます。腰椎が不安定で、腰痛をかなりともなう場合には、固定術も加えられます。

▼加齢や激しいスポーツが原因で起こり、動作のたびに下半身や腰が痛む

腰から脚に痛みやしびれがある

腰椎変性すべり症

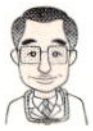

スポーツのしすぎでなることもある

重いものを持ったり、中腰になったりすると腰が痛い。脚がしびれて、長距離を歩けないことがある。こんな症状があるのが、腰椎変性すべり症です。

腰椎変性すべり症は、長年にわたって腰椎に重い負荷がかかった結果、腰椎を構成する一つひとつの骨、すなわち椎体がずれてしまったものです。

過度の肥満や腹筋、背筋などの筋力の低下、あるいは悪い姿勢を長いあいだつづけたり、無理な動作をしたことが影響して、加齢とともに起こってきます。

すべり症にはもうひとつ、腰椎の分離にともなって生じる腰椎分離すべり症があります。腰椎の分離は、激しいスポーツなどによって繰り返し腰椎にストレスがかかった結果、一種の疲労骨折が起きて発症するものだといわれています。

腰椎変性すべり症が中高年で起こる割合が高いのに対し、分離すべり症は比較的若いときに起こるという特徴があります。

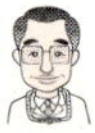

歩いたり動いたりするたびに痛みが走る

腰椎にずれがあると、身体の動きにつれてそのずれが大きくなったり小さくなったりします。そのため、動作のたびに腰椎の後ろを走る神経がゆがめられたり圧迫されたりして、脚が痛んだりしびれたり、歩きにくくな

✚ 腰椎変性すべり症のレントゲン写真

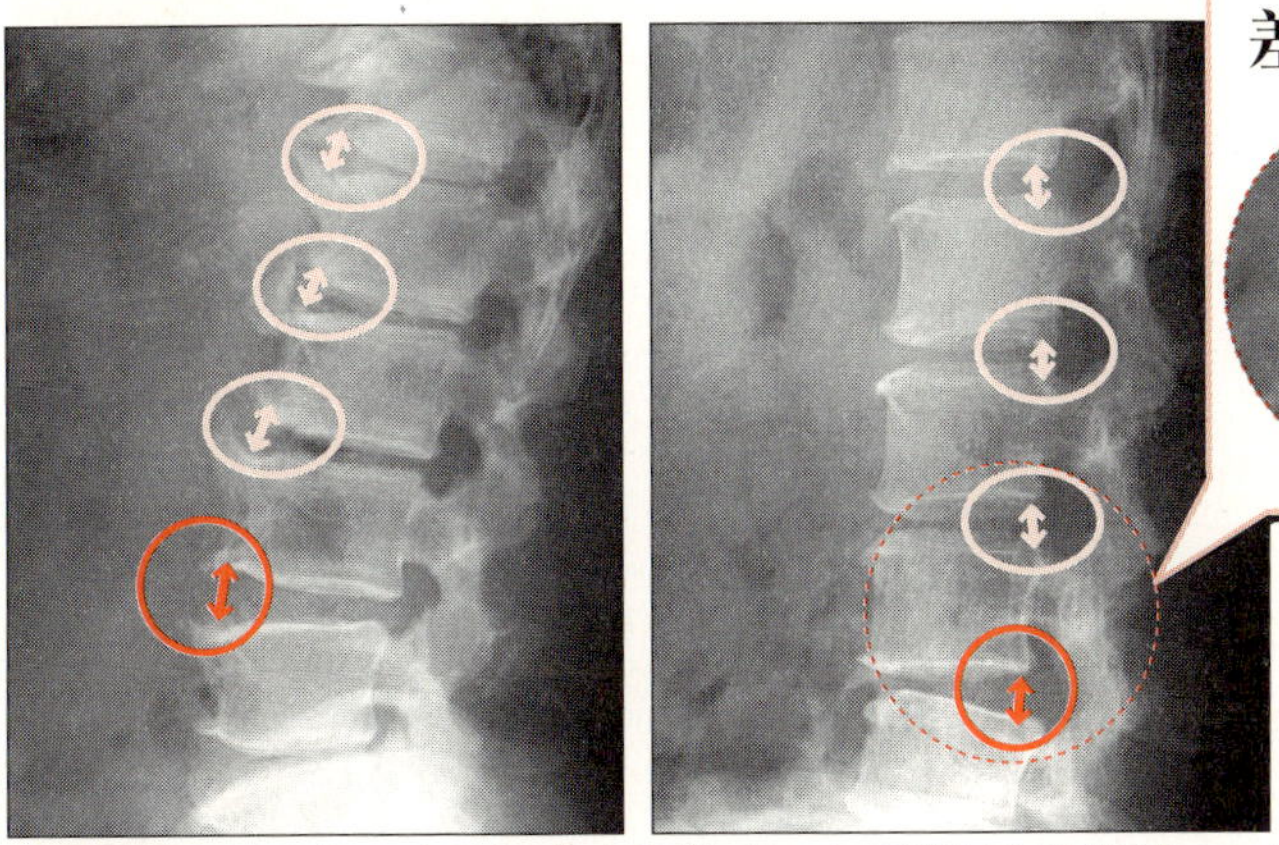

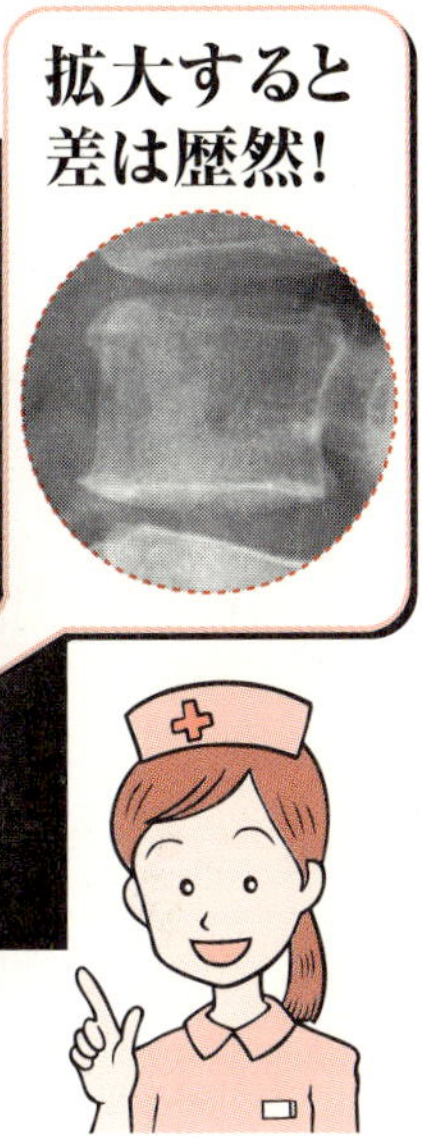

右は腰をかがめたもの、左は伸ばした状態。赤い丸の部分が、動きによって大きく変化する。

ったりするのです。

これを調べるには、腰を前かがみにしたり、後ろに反らせたりしながら、側面からレントゲン撮影をします（機能撮影）。

同時にＭＲＩ検査によって、椎間板の状態と、神経の通り道である脊柱管も調べます。ずれによって脊柱管が狭くなり、神経が圧迫されていることがあるからです。さらに詳しく調べるには、造影剤を入れての検査を行ないます。

治療法は、痛みの強いときはコルセットなどで固定してから安静にし、痛み止めを使用します。間欠性跛行のような歩行障害が顕著な場合は手術が必要で、腰の痛みをともなう歩行障害に対しては、腰椎の固定と神経の除圧を行ないます。

症状を進行させないためには、腹筋の強化、肥満の解消、前かがみの作業の軽減など、生活や仕事環境の改善がたいせつです。

かすかな痛みが激しい痛みやマヒに変わっていく

▼骨や神経にできる腫瘍が原因だから、手術を要する場合が多い

脊椎・脊髄腫瘍

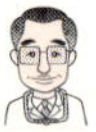

骨や骨髄にも腫瘍ができる

なんとなく腰が痛い、しびれると思っていたら、徐々に痛みが大きくなり、気づいたときにはかなり激しい痛みになっていた。腰椎に腫瘍《しゅよう》ができた場合、このような自覚症状を訴えるかたがかなりいます。

腫瘍は身体のどの組織にも発生する、やっかいな病気です。良性のものと悪性のものとがありますが、悪性なものでもその程度はさまざまです。

腰椎に発生する腫瘍には、血管から発生する血管腫、骨組織から発生する腫瘍、骨髄腫、あるいは癌《がん》が転移した癌腫などがあります。どちらかというと良性の腫瘍が多く、悪性のものはほとんどが転移です。

男性では前立腺癌、女性では乳癌や子宮癌、卵巣癌などの転移が多くみられます。良性の腫瘍はマヒなど急ぐ症状がなければ、定期的に検査をして経過をみればよいのですが、悪性腫瘍の場合は、それぞれの専門医と連携して治療することになります。

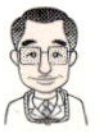

痛みなどの自覚症状が出たら手術に

悪性腫瘍以外で問題になるのは、神経の通り道に発生する腫瘍です。神経にできる腫瘍は、硬膜外腫瘍（神経の外側にある硬膜と呼ばれる膜の外にできる腫瘍）、硬膜内髄外腫瘍（硬膜の内側で、脊髄の外側にできた腫瘍）、硬膜内髄内腫瘍（脊髄のなかにできた腫瘍）

✚ 馬尾神経腫瘍のMRI画像

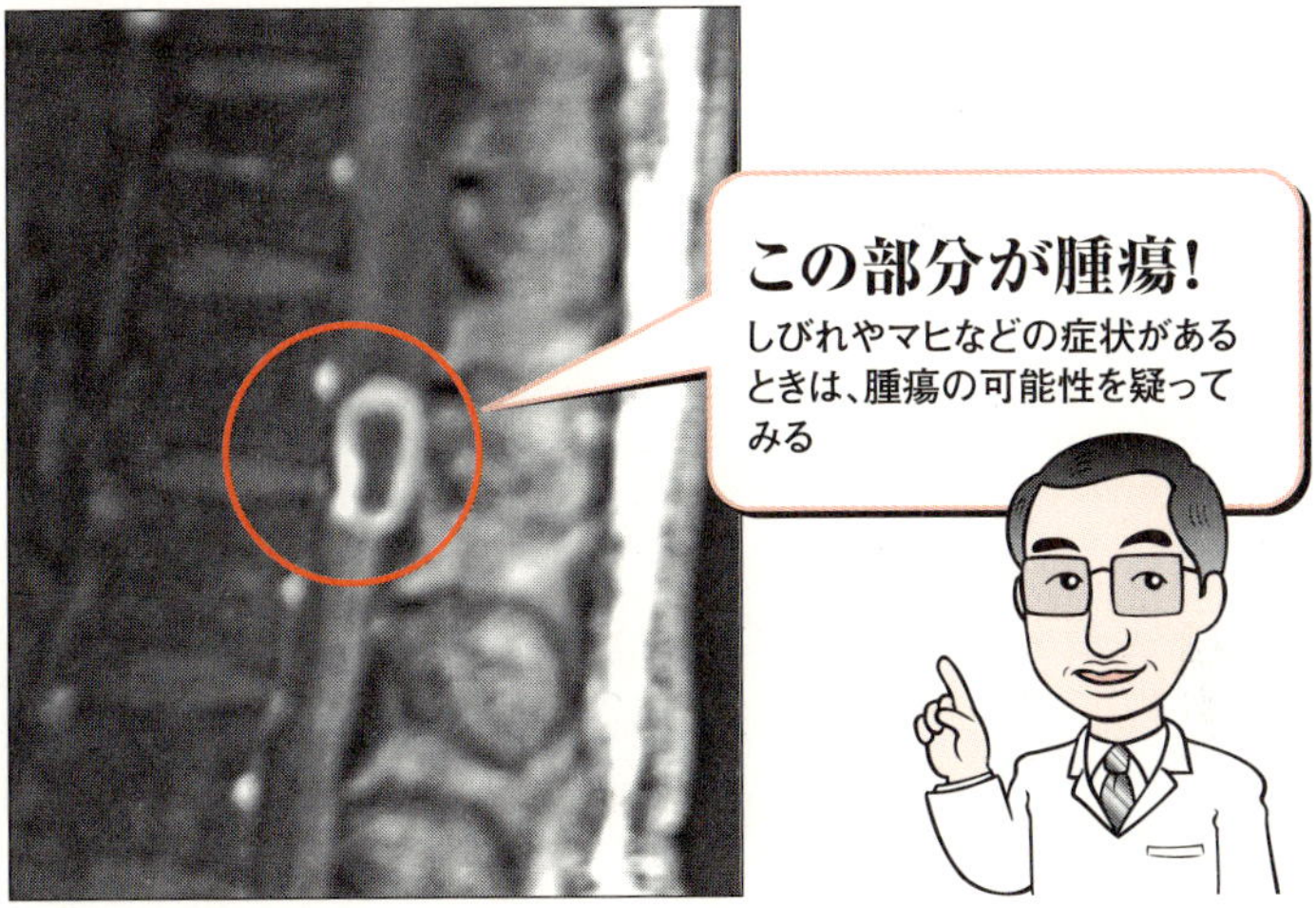
この部分が腫瘍！
しびれやマヒなどの症状があるときは、腫瘍の可能性を疑ってみる

の３つに大きく分けられます。

腰椎ではいちばん上の第１腰椎で脊髄が終わって、そこから下は馬尾神経になりますから、脊髄があるのは第１腰椎まで。ですから、腫瘍の多くは硬膜外腫瘍か硬膜内髄外腫瘍のどちらかとなります。

腫瘍のあるなしや種類は、レントゲン撮影や他覚的所見で見当をつけたあと、ＭＲＩやＣＴ、放射性同位元素で骨の状態を調べる骨シンチグラフィー、血管造影、組織検査などを行なって、診断を下します。

腰椎の腫瘍は、小さいうちはあまり自覚症状がないことが多く、大きくなって神経を圧迫するにともない、徐々に症状が出てきます。どこに痛みが出るかは、どの神経が圧迫されているかによって違ってきますが、痛みやしびれなどの症状は、腫瘍の成長とともにだんだん強くなっていきます。

ですから症状が出たときは、良性でも手術で取る必要のあることがほとんどです。

脊椎炎

細菌感染で脊椎が破壊される

▼発熱や突然の強い痛みに襲われる。抗生剤や手術で対処することも

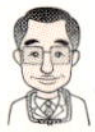

結核菌が脊椎に感染することもある

脊椎や椎間板にも細菌感染は起こります。

たとえば結核菌は、多くは肺に感染して結核を発症しますが、まれに脊椎に感染することがあります。これが脊椎カリエスで、夜寝ていても痛みがあるという、つらい病気です。

結核は少なくなったとはいえ、まだ絶滅したわけではなく、近年むしろ増えているという報告もありますから、感染の危険性がないわけではありません。

カリエスでは腰を前にかがめるのが困難で、歩くと痛みが増し、下肢のマヒを起こすこともあります。治療法は安静と抗結核剤が主ですが、手術をして病巣を取り除くこともあります。

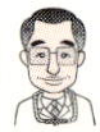

血液によって運ばれた細菌で感染することも

カリエス以外にも、椎体・椎間板炎と呼ばれる感染症があります。ほとんどの場合、体内を循環する血液に細菌が運ばれて起こる血行感染ですが、まれに手術によって感染することもあります。

突然痛みに襲われることも、少しずつ痛みが強くなることもありますが、通常は痛みとともに発熱があります。歩いたり咳《せき》をしたりするとつらいため、腰をかばうように静かに歩かざるをえなくなります。

診断に際しては、発熱や痛みが強くても、初期にはレントゲンではなかなか異常が認め

✚ 腰痛を起こすおもな感染症の治療法

脊椎カリエス
安静、抗結核剤の投与、手術…etc

骨　髄　炎
抗生物質の投与、コルセットでの固定、手術…etc

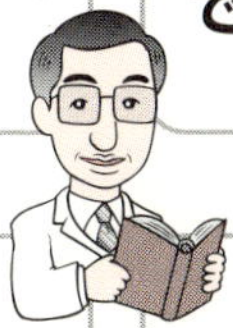

椎　間　板　炎
抗生物質の投与、コルセットでの固定、手術…etc

（良性の）骨の腫瘍
定期的なレントゲン検査、手術…etc

られません。膿《うみ》がたまったり骨の破壊が生じてきて初めて、レントゲンやCTで確認できるようになります。そのため初期には血液検査とMRI、骨シンチグラフィーなどの検査が欠かせません。

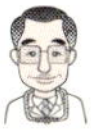

骨の移植手術が必要になることもある

さらに膿を採取して細菌が検出されれば、決定的になります。その細菌に有効な抗生物質と消炎剤を投与して、炎症が治まるのを待ちます。場合によっては病巣を切除して洗浄する、あるいは病巣を切除したあと骨を移植して固定する手術が行なわれます。

いずれにしても骨や椎間板の感染症は、治癒までに長い期間を要します。

しかも神経に感染症が及ぶと、脳・脊髄膜炎と呼ばれる重い合併症を発症して生命の危険を招いたり、重い障害を残すこともあります。ですから、不用意に注射したりしないよう、注意が必要です。

骨粗鬆症

加齢で骨がもろくなった女性に多い

▼骨がスカスカになり、腰や背中に痛みが。入院治療が必要なケースも

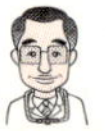

知らないうちに骨折していることがある

ちょっと壁にぶつかっただけなのに、肩の骨が折れた。段差につまずいて転んだら、脚の骨が折れた。あるいは激しい腰痛を感じてレントゲンを撮ったら、腰椎がつぶれていた。高齢者でこんな症状があるときは、まず骨粗鬆症ではないかと考えられます。

骨粗鬆症とは、じょうぶで硬いはずの骨が、いつの間にかもろく折れやすくなってしまう状態です。

骨の代謝に障害をきたす病気からくる場合もありますが、ほとんどは加齢や閉経にともなって骨の密度が減り、強度が弱くなったために起こるものです。

骨がもろくなって困ることの第一は、骨折しやすくなることです。目に見える骨折はまだしも、目には見えない微小な骨折によって痛みを感じることも多く、これを繰り返すうちに、腰が曲がったり身長が低くなったりするのです。

ですから年配のかたで、ときどき腰や背中が痛む、背中が丸くなった、身長が低くなった、背筋を反らすと痛いけれど、安静にすると治まる、というような症状がある場合は、要注意です。骨粗鬆症が疑われますから、一度レントゲンや骨密度の検査などを受けたほうがいいでしょう。

また、転んだひょうしに一気に腰椎がつぶれてしまうこともあります。このようなケー

骨粗鬆症のレントゲン写真

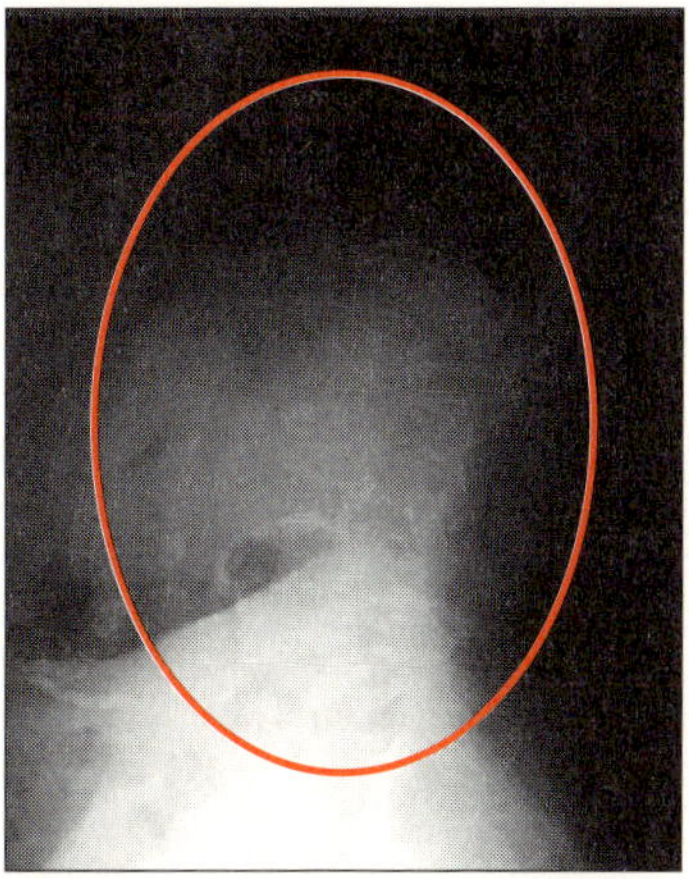

骨粗鬆症の腰柱側面像。骨梁が細く、形態がはっきりしない

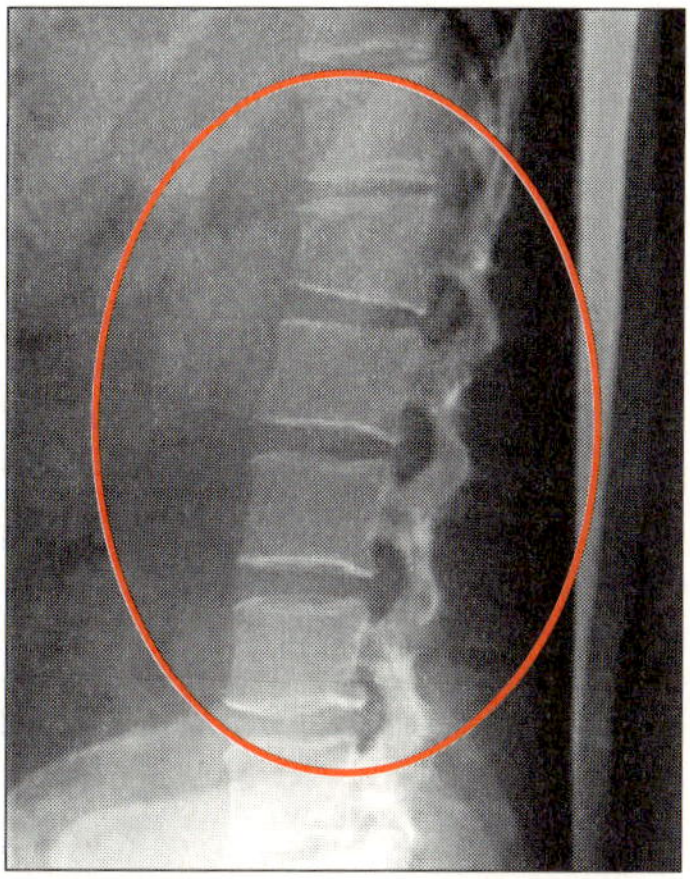

正常な腰椎の側面像。骨梁がはっきりし、骨の輪郭がよくわかる

骨を強くする栄養素と過度の摂取を避けたい食品

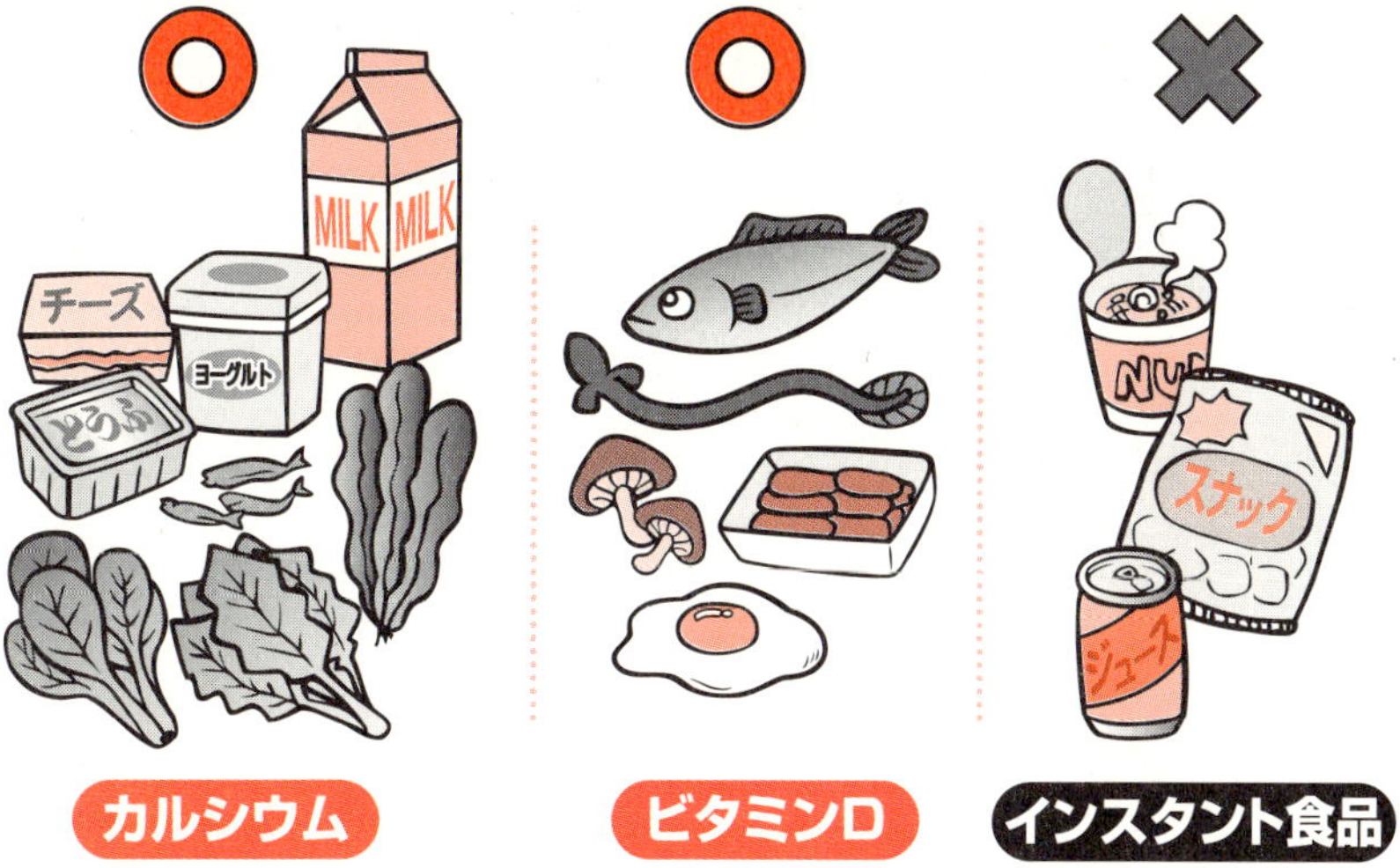

スでは、腰の痛みが強くて歩けないこともあるため、入院治療が必要になります。

高齢者が骨折して寝たきりになるのは、脚の付け根の大腿骨頸部を骨折した場合が多いのですが、腰椎の圧迫骨折でも、処置が遅れたりすると寝たきりになることもあります。激しい痛みを感じたら、すぐ病院に行くようにしましょう。

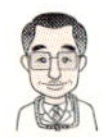

年齢とともに新しい骨が作れなくなっていく

では、なぜ加齢とともに骨がもろくなり、骨粗鬆症が起きるのか、そのしくみを簡単に見てみましょう。

骨は一見いつも変わらないような気がしますが、骨も皮膚などと同じように、古くなった部分が壊され、新しい骨と入れ替わっています。

新陳代謝をしているわけで、成長期には盛んにこれが行なわれ、骨格が作られていきます。

ところが年をとると、新しい骨を作る力が衰えてきます。骨の密度のピークは20歳代から30歳代で、それ以降は低下の一途をたどるのです。

さらに年をとると、骨の強度を保つために欠かせない、カルシウムの吸収力も落ちていきます。

特に女性では閉経後、女性ホルモンの分泌量が一気に低下していきます。骨吸収の抑制の働きが弱まり、急激に骨密度が低下してしまいます。65歳以上の女性では、約半数が骨粗鬆症と診断されるほどです。

運動不足もまた、骨粗鬆症になる危険性を高めます。運動などによって負荷をかけないと、カルシウムが骨に定着しないため、骨がもろくなってしまうのです。

そのほか喫煙や飲酒、コーヒーの飲みすぎ、塩分やインスタント食品のとりすぎ、ビタミンD不足、ストレスなどによっても、骨粗鬆症の危険性は高まります。

骨粗鬆症がもとで寝たきりになることも

骨粗鬆症かどうかの診断は、レントゲン検査のほか、血液や尿の検査、骨量測定などを行なって下します。

骨粗鬆症で腰椎の圧迫骨折などがある場合は、まず鎮痛剤で痛みをやわらげ、安静にして骨が安定するのを待ちます。

医師の指示にしたがって、その後はコルセットをつけて徐々に身体を動かし、寝たきりにならないようにします。コルセットは長くつけていると筋力が低下してしまうので、歩けるようになったら2カ月程度を目安にとるようにします。

毎日の運動や食事の注意点は、一般的な骨粗鬆症の場合と同様です。

まず第一の注意点は食事です。カルシウムやビタミンDの多く含まれた食品をとりましょう。ビタミンDは〝骨のビタミン〟とも呼ばれるとおり、カルシウムを骨に定着させるなど、重要な働きをしています。多く含まれる食品は、牛乳やヨーグルトなどの乳製品、豆腐や納豆などの大豆加工品、海藻《かいそう》、レバー、魚などです。

インスタント食品やスナック菓子が症状を悪化させる

逆にインスタント食品やスナック菓子、清涼飲料水に含まれるリン酸塩はカルシウムの吸収を妨げます。塩もカルシウムの排出を促しますので、これらの食品はとりすぎに注意しましょう。

二番めは適度な運動、三番めは日光浴をすることです。朝夕の日差しのあまり強くない時間帯にウォーキングをすれば、両方が一度にできます。

日中の日差しの強いときは、熱射病などの危険性もありますし、かえって紫外線の害が大きくなりますから、日陰を選ぶなど注意が必要です。

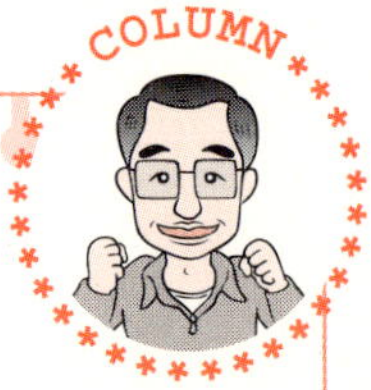

腰まわりの筋肉、張りと凝りとは？

凝りとか張りという言葉をよく聞きます。みなさんも「今日は腰が凝った」とか、「太ももが張った」などといった経験がおありでしょう。けれども本当の意味は、あまり知られていません。これらの症状では、何が起こっているのでしょうか？

激しい運動をすると筋肉が硬くなって、痛みを感じたり、伸ばすのに苦労することがあります。これが凝りとか張りと呼ばれる状態です。

このとき筋肉は、運動によって生じた炭酸ガスや乳酸などの老廃物が内部に溜まって、硬くなっているのです。

しばらくすると新しい血液が老廃物を運び去り、酸素を供給してくれるため、筋肉はまたもとの柔らかい状態に戻ります。

つまり激しい運動をしたために、筋肉内では急激に酸素を消費して老廃物が生じてしまい、通常の血液循環では処理スピードが追いつかなくなってしまったわけです。

ですからこの場合は、マッサージや、ストレッチングをしたりすることで血行をよくし、回復を早めることができます。

一方、運動もしないのに筋肉が硬くなって、凝りや張りという症状が起こるのは、筋肉内の血液循環が悪いためです。動脈硬化がある場合にも凝りや張りが起きますが、それだけでなく同じ姿勢を長い時間つづけた場合にも、血行が悪くなるため炭酸ガスや乳酸が溜まってしまい、筋肉が硬くなるのです。

これを解消するには、筋肉を温めて血管を広げ、マッサージや筋肉の運動によって新しい血液を送りこみます。さらにストレッチングをして、筋肉の柔軟性を回復してやることもたいせつです。

PART

4

なぜ腰が痛むのか?
腰痛のメカニズムを
解き明かす

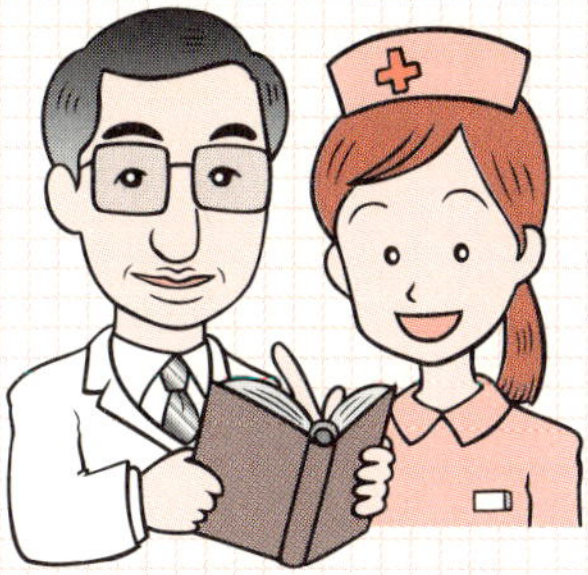

骨、椎間板、筋肉、神経…いったいどこがどう悪くなれば腰が痛むのだろう?　さまざまな腰痛がなぜ起こるかを解説!

身体を支える骨格と腰痛の関係をみてみよう

上体の重みや動作にともなう負担から、ヒトの身体を守ってくれる24個の「背骨」

脊柱はいくつもの脊椎骨が連携しあって形作られている

腰痛は、腰の骨である腰椎《ようつい》やそのあいだにある椎間板《ついかんばん》、あるいは靭帯《じんたい》や筋肉、神経のどれに故障が起きても発生します。

そこで少し煩雑にはなりますが、ここで身体の仕組みと腰痛の関係をみておきましょう。まず最初は骨格と腰痛の関係です。

身体を支える脊柱《せきちゅう》の構造をみると、上から7個の頸椎《けいつい》、12個の胸椎、5個の腰椎があり、その下に骨盤とつながる仙骨があり、仙骨の下には尾骨があります。これらをまとめて脊柱《せきちゅう》と呼びます。一般的に背骨といった場合は、この脊柱全体をさしているわけです。

腰椎は上から第1腰椎、第2腰椎と数え、人によっては4個だったり6個だったりすることもあります。

脊椎骨と脊椎骨のあいだにあるクッションが椎間板

一つひとつの腰椎の構造は、腹側に円柱形の椎体があり、その後ろに椎孔と呼ばれる空間があって、そのなかを脊髄《せきずい》あるいは脊髄からつづく馬尾《ばび》神経が通っています。

椎孔の周囲は椎弓という骨が囲んでいて、椎弓からは棘突起、横突起、上関節突起、下関節突起が出ています。この上下の関節突起が組み合わさって、脊椎骨が互いに連携し、ひとつの柱を構成しているわけです。

頸椎、胸椎、腰椎それぞれの骨のあいだには、椎間板がはさまれていて、クッションの

背骨の見取り図

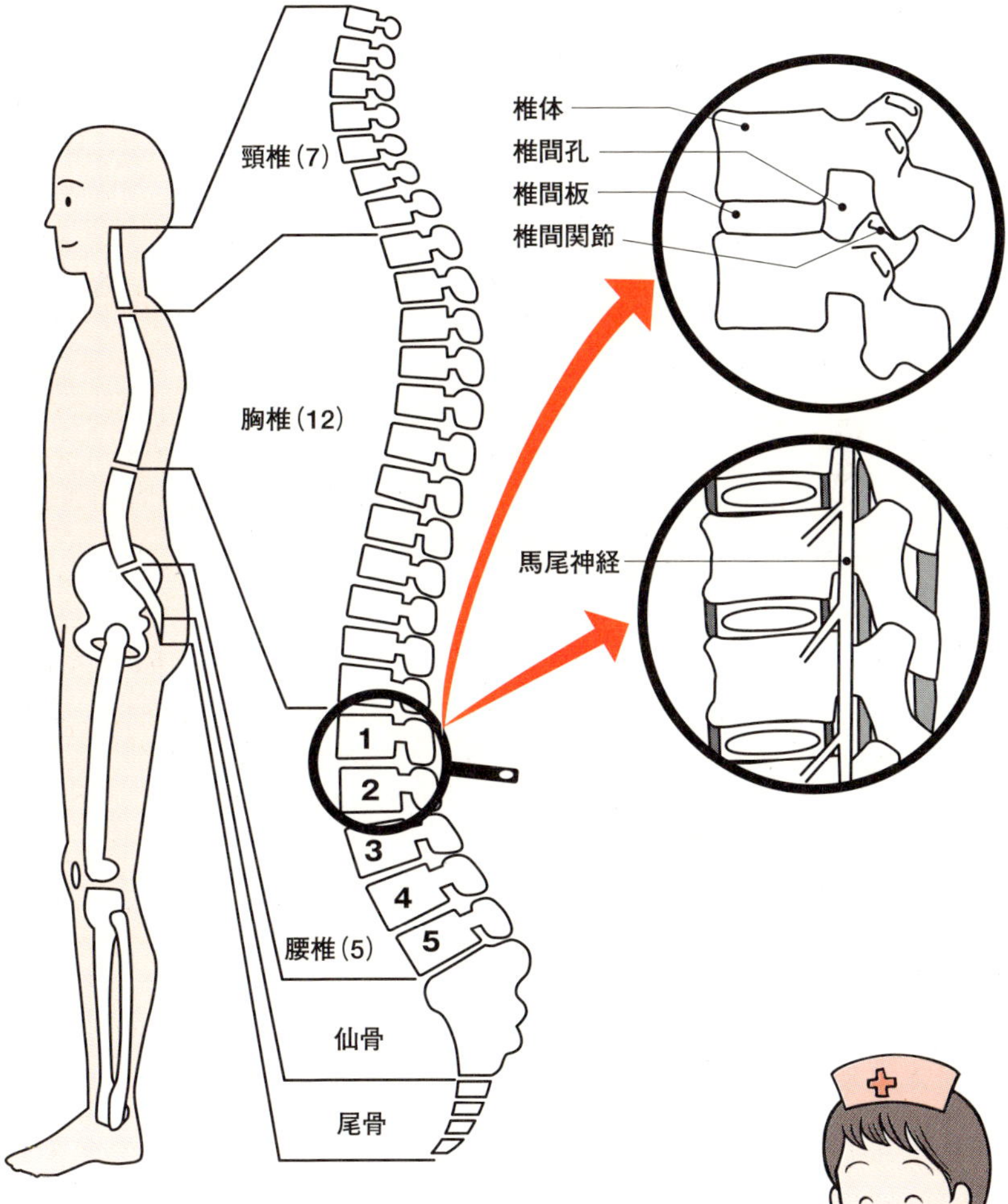
頸椎（7）
胸椎（12）
腰椎（5）
仙骨
尾骨
1
2
3
4
5
椎体
椎間孔
椎間板
椎間関節
馬尾神経

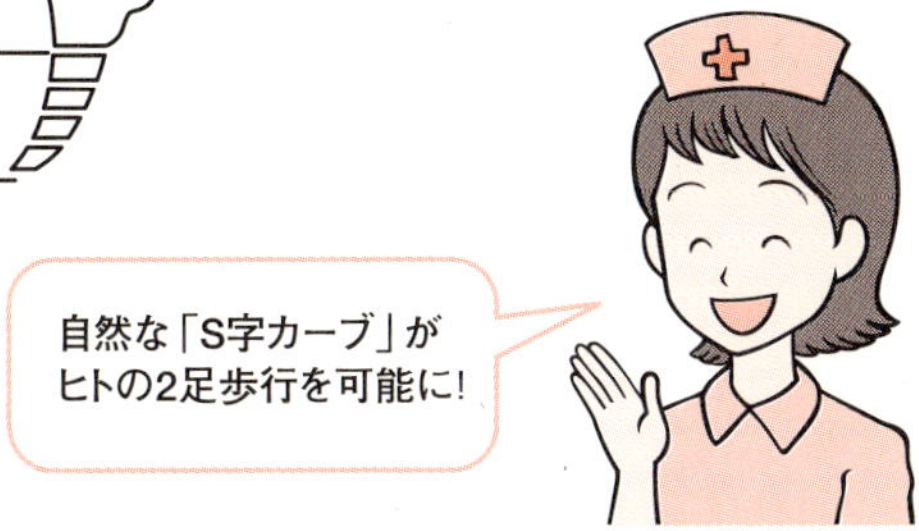
自然な「S字カーブ」が
ヒトの2足歩行を可能に！

役割を果たしています。

椎間板は、真ん中に髄核《ずいかく》という軟骨の芯があり、その周囲をタマネギのように線維輪が取り囲む構造になっています。また、骨の前後左右には靭帯が張り巡らされていて、過度な動きをしないように支えています。

脊柱はいくつもの骨が積み重なった構造をしていることでさまざまな動きが可能であり、椎間板や靭帯などの組織があることで、その動きがスムーズにいくわけです。

脊柱がまっすぐだったら、立って歩くことはできなかった!?

脊柱は横から見るとS字状の美しいカーブを描いています。頸椎は前に反り、胸椎は反対に後ろに反って、腰椎は再び前に反っています。それを腹筋と腰背筋とが、前後から支えて形を整えています。

脊柱がS字状になっているために、私たちは上体の重さを支えて直立し、歩いたり動いたりしても衝撃を吸収できるわけです。

もしも脊柱が直線だったら、上体の重さがまっすぐ下にかかってしまいます。それでは負担や衝撃が大きすぎて、現在の私たちのように、立って生活することは不可能だったでしょう。

とはいえ、やはり腰椎には上体の重みがかかりますから、立っているだけでもある程度の負担があります。

そのうえ無理な姿勢を長時間つづけたりすると、筋肉の疲労や、脊椎《せきつい》の関節・靭帯のストレスなどから、腰痛を引き起こしてしまうのです。

体重の増加と腹筋力の低下が腰痛を引き起こす

特に腹筋が弱く体重が多い人は、無理な姿勢をとらなくても、体形自体が腰痛を引き起こす原因となります。

腹筋が衰え、体重が増えてしまった人は中高年に多いのですが、このような人はおなかが出ています。おなかが前に出ると、ただでさえ前に反り気味の腰椎はさらに前への反りが強くなってしまい、それにともなって骨盤も前に傾きます。

つまり、体重軸が前に移動した状態になるわけで、このままでは転んでしまいますから、腰背筋などを使って無理に上体を起こすことになります。

要するにおなかが出ている人は、腰椎や腰背筋などへの負担が大きく、その状態がずっとつづくために、腰痛を引き起こしてしまうのです。肥満気味の人は、ダイエットとともに腹筋力アップに努めることが、腰痛防止につながります。

脊柱が横にカーブを描く状態は要注意

脊柱は横から見るとS字カーブを描いていますが、前後から見た場合は通常まっすぐです。それが、前後から見て曲がった状態になることがあります。

そのひとつが「疼痛性側弯」と呼ばれるものです。これは身体の左右どちらかの筋肉の緊張が強いために起きる症状で、痛みの防御姿勢です。

もうひとつは加齢による変形で、これは「変形脊椎症」と呼ばれるものです。

病気で脊柱が曲がってしまうことも

これらとは別に、病気によって脊椎に変形が起き、しかも改善しないものがあります。先天性側弯、特発性側弯、カリエスなどがそれにあたりますが、通常成長期に「側弯症」といった場合は特発性側弯をさします。

背骨が曲がっているから腰が痛いというものではありませんが、どちらかに曲がっていれば左右の筋肉のバランスが悪く、神経の通り道も細くなっていると考えられます。

ですから、側弯などのある人は、加齢とともに他の要素も加わって、正常な人よりも高率に腰痛を発症します。

骨格を包む筋肉と腰痛の関係はどうなっている？

お尻、背中、腹の筋肉の圧力が、腰痛になるのを防いでくれる

骨格と筋肉の変化が人の姿勢をチンパンジーと変えた

次に、筋肉と腰痛の関係をみてみましょう。先ほど述べたように、人の身体では脊柱がS字状のカーブを描くことによって、大きな体重のストレスをやわらげ、重心をコントロールしています。

なかでも特に、前に反った腰と骨盤とが、大きな役割を果たしています。

人はもともとチンパンジーに見られるように、膝を曲げて歩いていたと思われます。それが現在のようなきれいな姿勢をとれるようになったのは、骨格の変化と同時に、筋肉の変化も起きたからです。

臀筋、すなわちお尻の筋肉が発達して骨盤を支えるようになったことで、膝を伸ばして立つことができるようになりました。

お尻と背中、腹の筋肉が連携して直立を可能に

さらに腹筋と背筋が発達したことによって、背筋を伸ばした姿勢をとれるようになったと考えられています。

腰椎の前後でバランスをとっているのが、前側の腹筋群と後ろ側の背筋群です。背筋は直接背骨についていますが、腹筋は骨盤と肋骨のあいだの空間を覆い、おなかと胸に圧をかけることで脊柱を支えています。

この圧、すなわち腹圧がかかることによって、体の重みをおなかで支えることができるのです。重量挙げの選手が、幅の広いベルト

✚腰椎を守る3つの筋肉

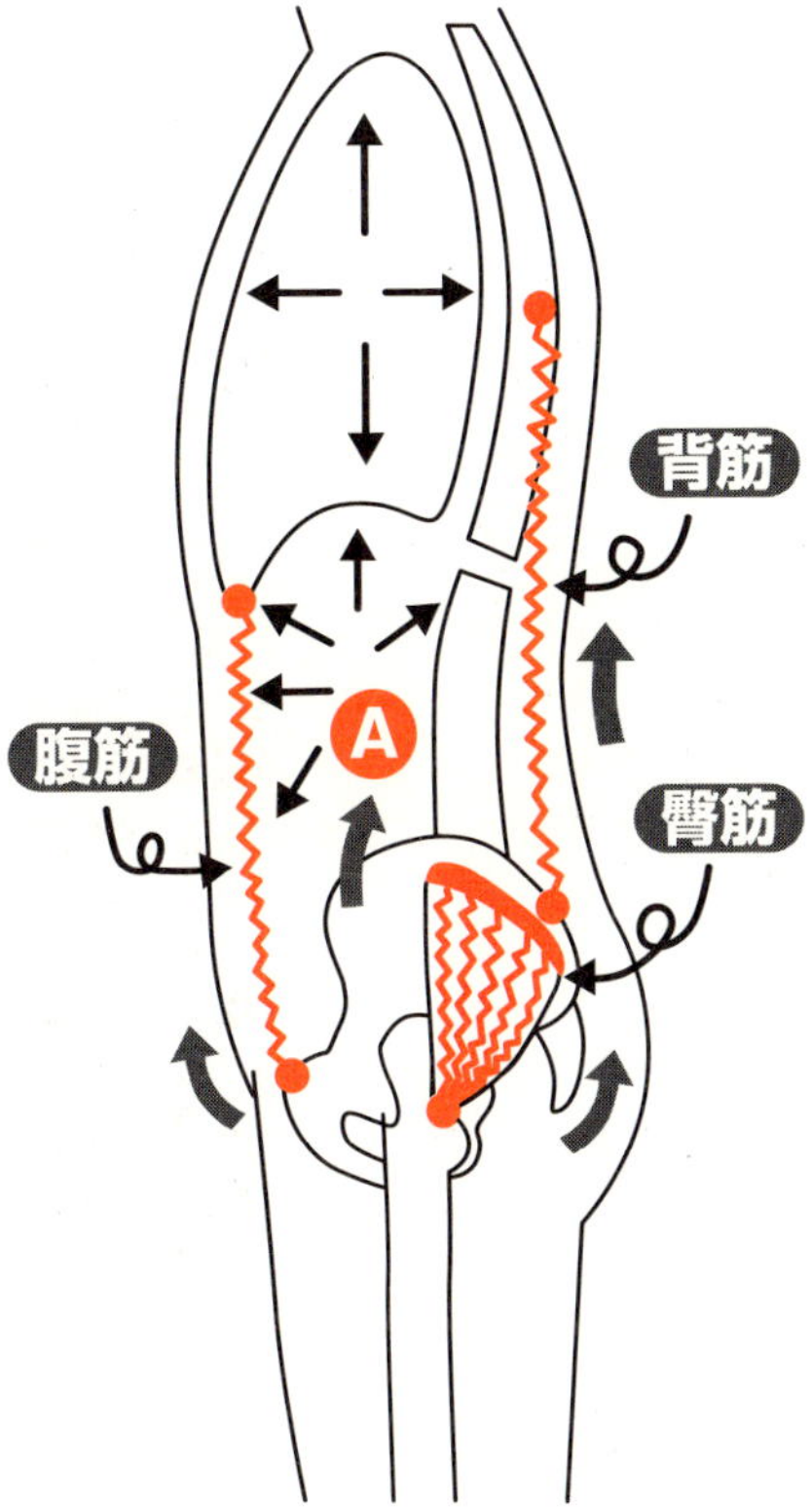

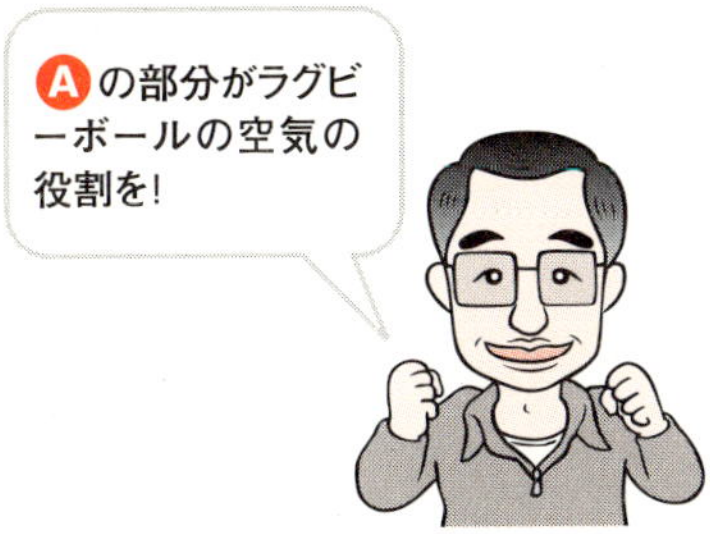

をしっかり締め、さらに精一杯力んで、おなかに圧をかけてからバーベルを持ち上げるのは、腹圧が腰の保護に大きな役割を果たすからです。

この仕組みはよくラグビーボールにたとえられます。ボールに十分空気が入った状態では、上から重量をかけてもボールがつぶれることはありません。けれども空気が十分に入っていないと、簡単につぶれてしまいます。

それと同じというわけです。

多くの現代人は、昔の人に比べて格段に運動量が少なくなっており、そのため筋力が弱くなってしまい、腰痛が増えたという報告もあります。

また、腹筋のある人とない人とでは、腰にかかる負担が40パーセントも違うともいわれます。腰痛の予防や治療には、腹筋をつけることがとてもたいせつなのです。

神経分布、血管と腰痛の関係は？

ほとんど〝再生〟不可能な神経。血行が悪くなることでも腰痛が悪化

脊柱管は脊髄神経の通り道&ガード役

つづいて神経分布と腰痛の関係をみてみましょう。脊椎には、身体を支える役目のほかにもうひとつ、神経を保護するという重要な役目があります。

パート4の第1項で述べたように、脊椎骨は腹側に円柱形の椎体があり、その後ろに椎孔と呼ばれる空間があります。脊椎骨を指輪にたとえれば、宝石にあたる部分が椎体で、指を通す穴が椎孔です。

この穴は、頸椎から腰椎まで連続してあいていて、全体で脊柱管という管を形成しています。

この脊柱管のなかを通っているのが、脳から連続した中枢神経である「脊髄神経」なのです。

脊髄神経は一度ダメージを受けると、ほぼ再生不可能

神経は「中枢神経」と「末梢神経」とに大きく分けられます。中枢神経とは脳と脊髄神経をさし、末梢神経は中枢神経と身体の各部を連絡する神経をさします。

脊髄神経は脳と同じように、一度ダメージを受けると、再生はほとんどできません。ですから交通事故などで脊髄神経が損傷されると、その障害はマヒとしてずっと残ってしまいます。

脊髄神経に出血したり、血管がつまったりした場合も、マヒなどの障害が出ることがあ

✚ 脊柱、脊髄神経の構造

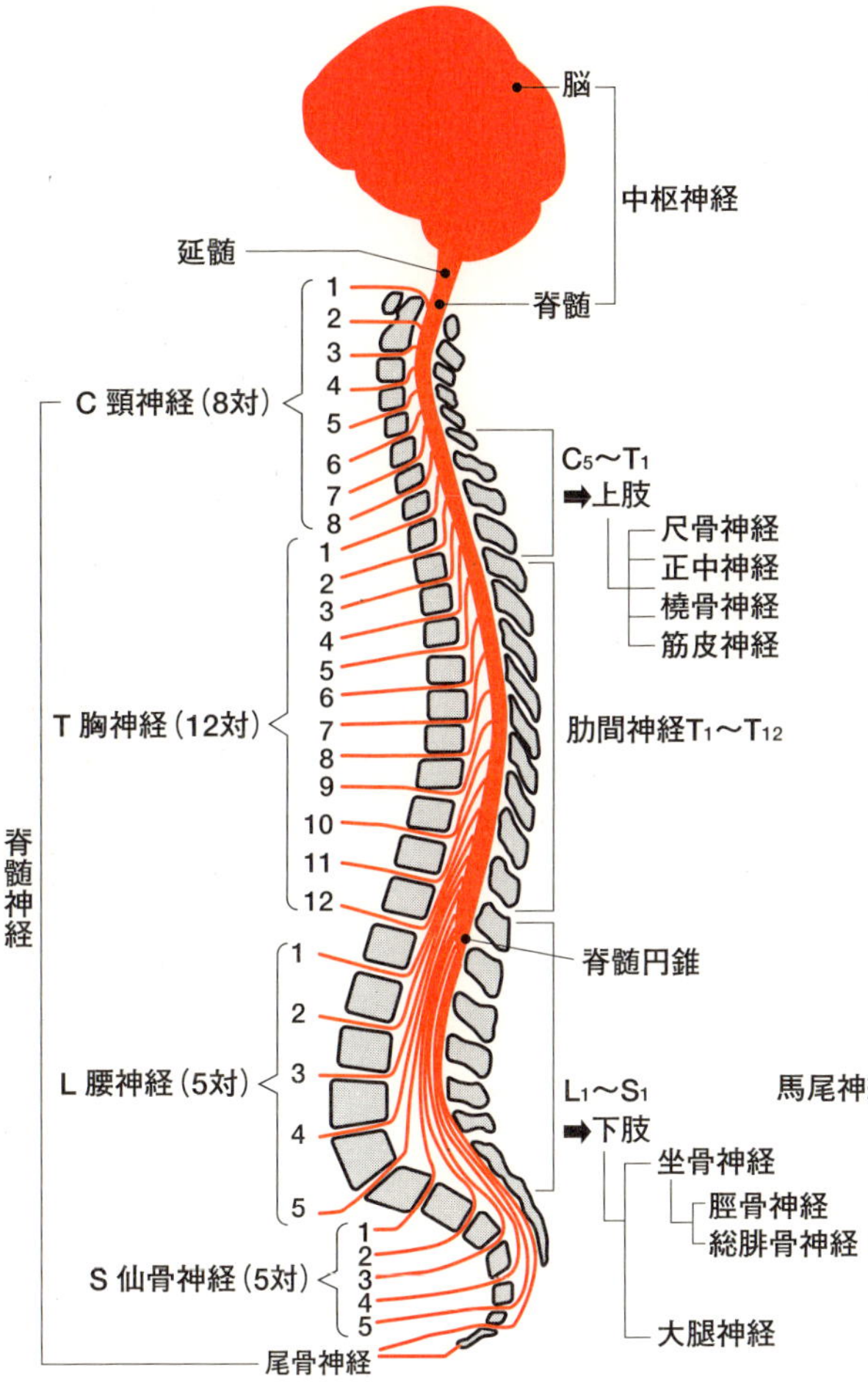
脳
中枢神経
延髄
脊髄
C 頸神経（8対）
1
2
3
4
5
6
7
8
C5〜T1
➡上肢
尺骨神経
正中神経
橈骨神経
筋皮神経
T 胸神経（12対）
1
2
3
4
5
6
7
8
9
10
11
12
肋間神経T1〜T12
脊髄神経
脊髄円錐
L 腰神経（5対）
1
2
3
4
5
L1〜S1
➡下肢
坐骨神経
脛骨神経
総腓骨神経
大腿神経
S 仙骨神経（5対）
1
2
3
4
5
尾骨神経
［脊髄神経の側面］

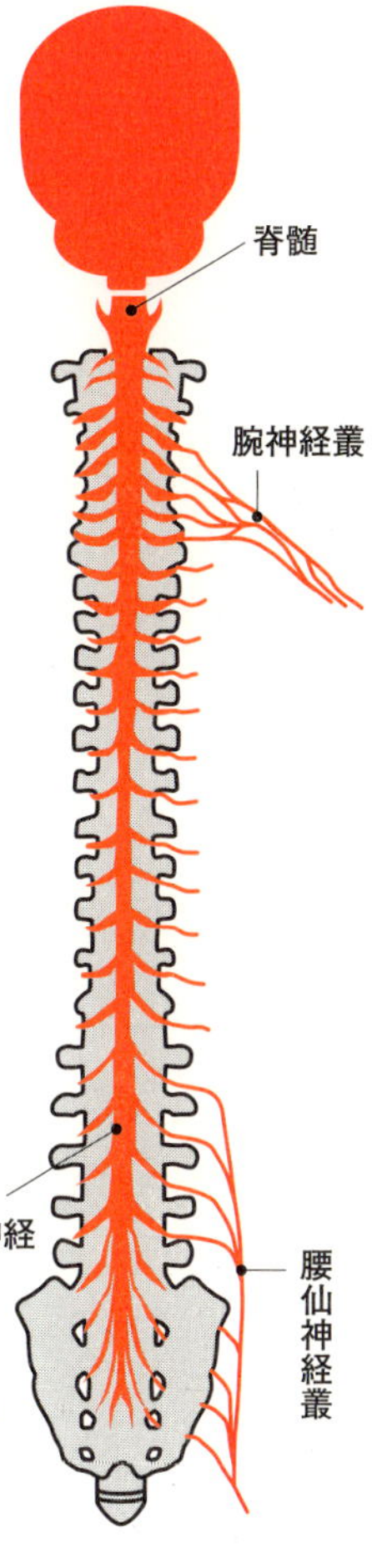
脊髄
腕神経叢
馬尾神経
腰仙神経叢
［脊髄神経の後面］

ります。

そのため、できる限り損傷を避けるために、脊柱管という骨の管によって守られているわけです。脊髄神経はさらに、脊髄液に満たされた硬膜に包まれています。

枝分かれした神経が身体の隅々まで伸びてゆく

脊髄神経は各脊椎の両側の椎間孔から、神経根と呼ばれる枝を外へ出します。

頸椎からは8本の神経根が、胸椎では12本、腰椎では5本の神経根が出ていて、それらが束になったり枝分かれしたりしながら、運動や知覚を支配しています。

頸椎から出た神経根は主に上肢《じょうし》へ向かい、胸椎から出た神経根は肋間神経となり、腰椎から出た神経根は主に座骨神経となって臀部から足へと向かいます。

腰椎椎間板ヘルニアや脊柱管狭窄症《せきちゅうかんきょうさくしょう》などで、腰椎部の神経が圧迫されると、腰だけでなく足にもしびれや痛みが出ることがあるのは、そのためです。

人によって多少の違いはありますが、神経はそれぞれどの筋肉や知覚を支配するかが決まっています。圧迫や障害を受けた神経の部位によって、現われる症状が異なるのです。そのため、外から診察して、障害の部位を診断することができるというわけです。

ここでひとつ注意しておきたいのは、腰椎の場合、脊髄神経はほぼ第1腰椎の位置で終わっていることです。つながってはいますが、そこから下は馬尾神経であって、脊髄神経とは構造が異なっています。

血液の循環が悪いと腰痛になる

血液の循環も、一見腰痛とは無関係のように思えますが、実はたいへん関係が深いものです。

腰痛の原因のひとつに、筋肉の凝《こ》りがあります。筋肉は常に豊富な血液が酸素を運ぶことで、柔軟性を保つことができます。ところ

✚ 脊柱を通る神経

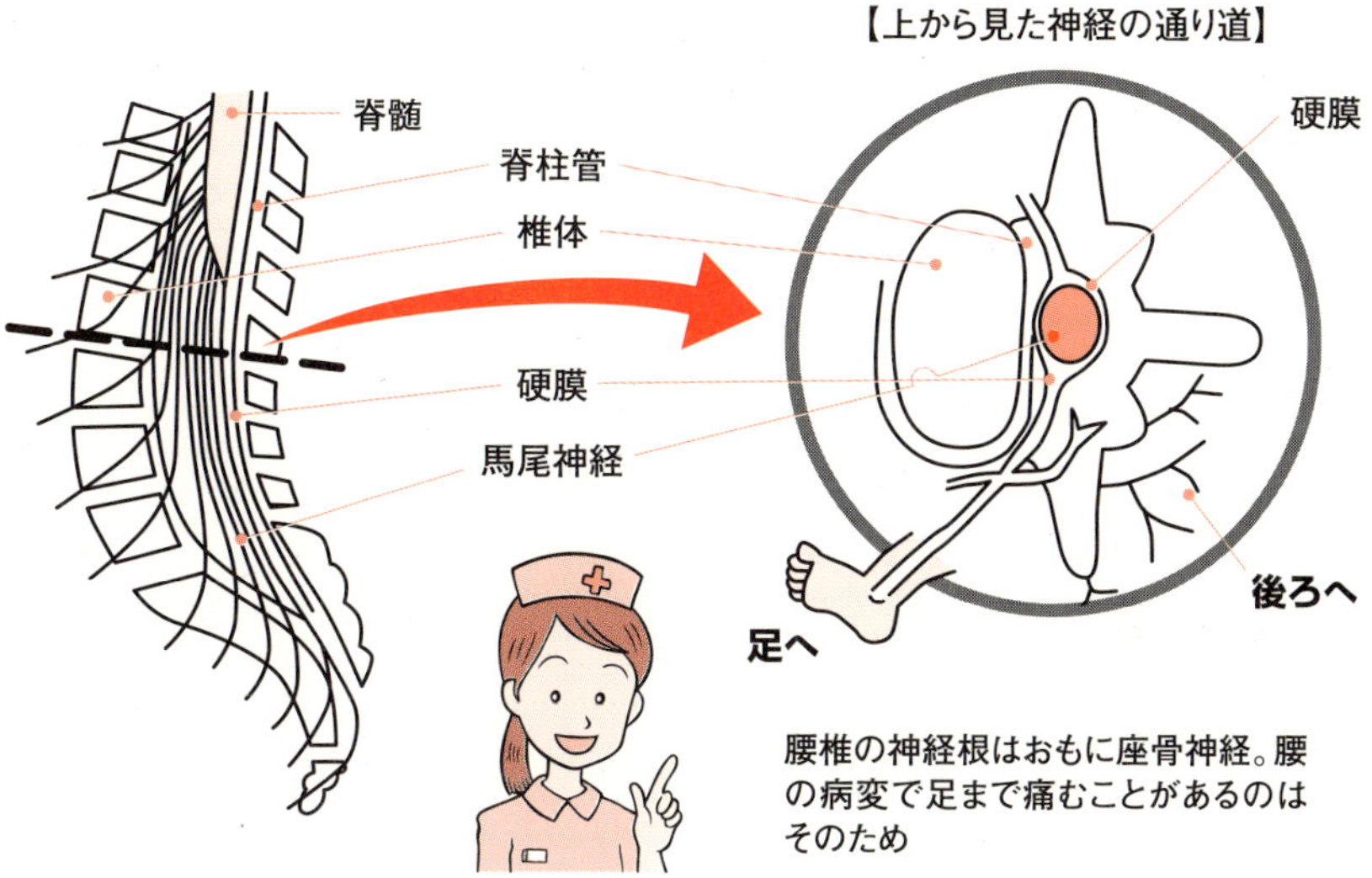
【上から見た神経の通り道】
脊髄
脊柱管
椎体
硬膜
馬尾神経
硬膜
後ろへ
足へ
腰椎の神経根はおもに座骨神経。腰の病変で足まで痛むことがあるのはそのため

が悪い姿勢などで筋肉の緊張がつづいたり、長時間冷やされて血液の流れが悪くなったりすると、筋肉に炭酸ガスや乳酸などの老廃物が溜まって、硬くなってしまいます。これが「凝り」です。

また、老廃物がそこに分布した神経を刺激して、痛みの信号を送ります。すると腰痛を感じるわけですが、痛みはさらに筋肉を緊張させ、老廃物を生じ、凝りをひどくするという悪循環を生じてしまうのです。

神経自体も、血行が悪くなるとその働きがとたんに鈍くなります。そのため、脊柱管狭窄症など、神経の通り道が狭くなる病気では、血行が悪くなるとさらに症状が悪化してしまいます。

このような病気では、血管を拡張する薬や、温める治療が効果的なのです。

自律神経に障害がある場合も、血管が狭まって血液循環が悪くなり、足が冷えたり筋肉が凝ったりという症状が出やすくなります。

外科的疾患、内科的疾患と腰痛の関係

結石や消化器の不具合、さらには心身症など心の病からも腰痛が起こる

尿管結石で激しい腰痛を感じることも

腰痛といえばなんでも整形外科と思いがちですが、腰痛の原因には外科的なものや、内科的なものもあります。

頻度の高いものとしては、泌尿器科で扱われる尿路の結石があります。

腎臓結石や尿管結石、あるいは膀胱《ぼうこう》結石がそれで、なかでも急に強烈な痛みに襲われるのは、尿管結石です。

尿管に入った結石が移動して細い尿管を刺激するためで、腰から腹部にかけて刺しこむような痛みを感じ、身動きがとれなくなることもあります。

消化器や肝臓などが原因の腰痛もある

そのほかにも胃腸などの消化器系疾患や、肝臓、腎臓などの疾患、あるいは風邪などの全身症状でも腰痛になることがあります。

頻度は高くありませんが、膵臓《すいぞう》の炎症、あるいは胆囊《たんのう》の結石や炎症でも、腰部や背部の痛みをともなうことがあります。

慢性的な腰痛や、腹痛をともなう腰痛の場合は、整形外科だけでなく内科も受診するようおすすめします。

ストレスや心身症、うつ病から腰痛を発症することも

また、これはあまり知られていませんが、ストレスからくる心身症やうつ病でも、腰痛

を訴える人がかなりいます。その割合は、うつ病の約半数といわれるほどです。

ただし、心因性の場合は実際には腰椎に異常がないケースが多く、朝と夜で症状が一定していなかったり、環境や心理的影響で痛みが違ったりするのが特徴です。

婦人科疾患や妊娠も腰痛と関係が深い

婦人科疾患のなかにも、腰痛と関係が深い病気が多くあります。

子宮後屈や月経困難、あるいは卵巣嚢腫などの病気で腰痛をともなうことが多く、これらの疾患では生理の周期に合わせて腰痛が強くなることが特徴です。

妊娠の場合も、後期になっておなかが大きくなるにつれて腰への負担が大きくなり、腰痛になるケースが多々あります。

単なる腰痛だと思っても、痛みが強かったり、熱をともなったり、血尿があったり、冷や汗が出たりというような場合や、女性では生理の周期に合わせて強くなるような場合は、念のためそれぞれの専門医の診察を受けてください。

打撲や骨折でも腰痛は起きる

もちろん、腰を強く打ったり、骨折したりした場合にも腰痛は起こります。

外から強い力が当たると、皮膚の下や筋肉に内出血が起きたり、筋肉が損傷したりします。これがいわゆる打撲です。

もっと強い力がかかると骨折したり、脱臼《だっきゅう》骨折といって脊椎がずれたり骨折することもあります。

交通事故などで腰を強く打って動けないときは、無理に動こうとせずに救急車を呼んでもらいます。

腰椎に強い力を受けると神経が損傷することがありますから、身体を動かすとマヒがよけいひどくなることもあるのです。

ヒトの年齢と腰痛の関係はどうなっている？

骨、筋肉、椎間板……年齢とともに、あらゆるところに故障が生ずる

骨が変形したりスカスカになったりしてしまう

年をとることによっても、腰痛は起きやすくなります。身体の組織が加齢とともに徐々に変化するためで、その変化は身体全体に及びます。腰痛に関係するものとしては、腰椎すなわち骨と椎間板、これを支える筋肉の変化があります。

骨の加齢による変化とは腰椎の変形と、骨の強度が低下する骨粗鬆症《こつそしょうしょう》をさします。腰椎の変形は、長年にわたって体重を支えつづけた結果、形が変化してしまったものです。骨はじょうぶだといっても、圧力を受けつづけているうちに変形してしまうわけです。

「変形性脊椎症」と呼ばれ、骨の辺縁部に骨棘《こつきょく》というトゲのような突起ができます。なかには骨棘によって、上下の腰椎がつながってしまうこともあります。ただし、骨に変形があるからといってみんなが腰痛を感じるわけではありません。骨自体はさほど痛みの原因とはなりませんが、骨の変形が周囲の神経や靭帯、椎間板などに影響を及ぼすことによって、初めて痛みを感じるのです。

骨粗鬆症は閉経後の女性に起きやすい病気です。女性ホルモンと関わっているためですが、骨粗鬆症では骨がスカスカになってしまうので、たいした原因もなく脊椎がつぶれることがよくあります。これを「圧迫骨折」といいます。骨粗鬆症もそれ自体で腰痛を感じるわけではなく、圧迫骨折などを起こすこと

腰痛を起こすさまざまな原因とは？

腰椎や筋肉の異常

外傷　病気　姿勢　肥満
妊娠　生活動作　仕事
運動不足　使いすぎ
年齢にともなう変性

心因性

ストレスなど

内臓や神経の病気

風邪などによる全身症状
胃腸病　膵臓病　肝臓病
腎臓病　泌尿器系の病気
婦人科系の病気
血管の病気（バージャー病など）
神経マヒ

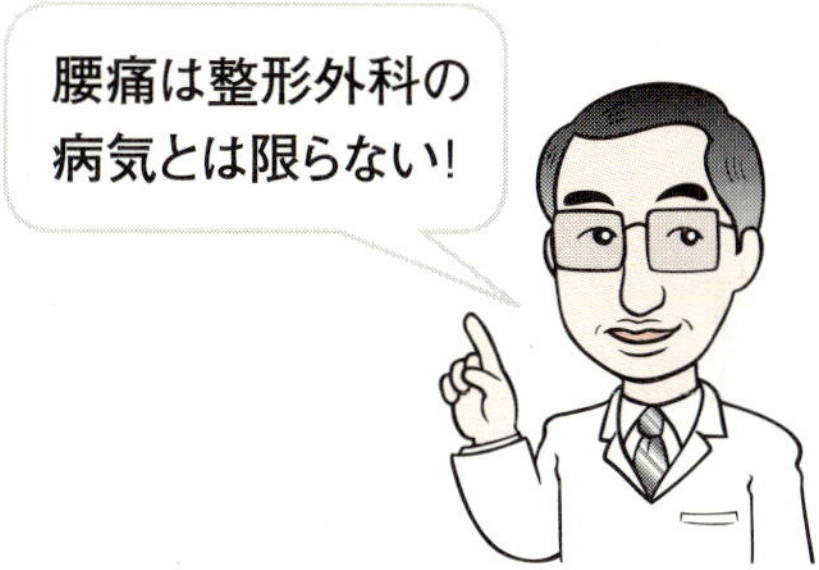

で、腰痛が引き起こされるのです。

加齢とともに変化するのは骨だけではない

椎間板も加齢により変性します。椎間板は水分を多く含み、クッションの役目をしています。ところが加齢とともに線維が劣化して切れ、なかの水分が失われると、クッションの役目が果たせなくなります。と同時に、切れ目から内部の髄核がはみ出して神経を圧迫するなどし、腰痛を引き起こしてしまいます。

神経の通り道である脊柱管も、骨や靭帯の変化によって加齢とともに狭くなり、なかを通る神経が圧迫されて下肢《かし》の痛みや歩行障害を生じることがあります。これが「脊柱管狭窄症」です。

筋肉も加齢とともに弾力がなくなり、筋力が低下するなどの変化が起きます。すると腰椎を支えることによる筋肉疲労が増し、しかも蓄積しやすくなって、慢性的な腰痛になることが多いのです。

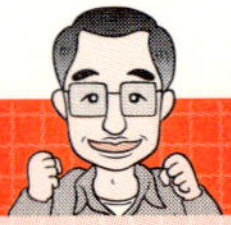

COLUMN 喫煙と腰痛の関係

「タバコは身体によくありません」と申しあげても、驚く患者さんはいません。ところが、「タバコは腰痛を悪化させますよ」と申しあげると、「えっ、本当ですか？」と驚くかたが大勢います。

身体に悪いのですから、腰に悪くても当たり前なのですが、なかなかそうは思われないようです。

一般的には、喫煙は肺癌《がん》の原因になるからよくないと思われていますが、それ以外にもタバコに含まれるニコチンには、血管を収縮させる作用があります。血管が収縮するということは、血行が悪くなるということです。

そのため脊髄や神経の病気、あるいは血管の循環障害があるかたは、喫煙すると症状を悪化させてしまうことが多々あるのです。

腰痛との関連でいえば、脊柱管狭窄症のかたは特に、喫煙で症状が悪化するケースが多くあります。脊柱管狭窄症とは、神経の通り道である脊柱管が狭くなり、なかを通る神経が圧迫されて、下肢の痛みや歩行障害を引き起こすものです。

神経はもともと、神経自体の血行が悪くなると、働きが低下する性質をもっています。ですから健康体のかたでも、喫煙は神経の働きを低下させるわけです。

まして脊柱管が狭くなって神経が締めつけられ、働きが悪くなっているところに、血行まで悪くなったとしたら、どうでしょう。症状が悪化することは、容易に想像がつきます。

脊柱管狭窄症ほど顕著ではないにしても、血行が悪くなることは腰痛全般に悪影響を及ぼします。血行が悪くなれば新陳代謝が滞り、筋肉が硬くなり、身体が冷えるからです。

PART

5

病院と診療科の選び方——最新治療とケアの現場から

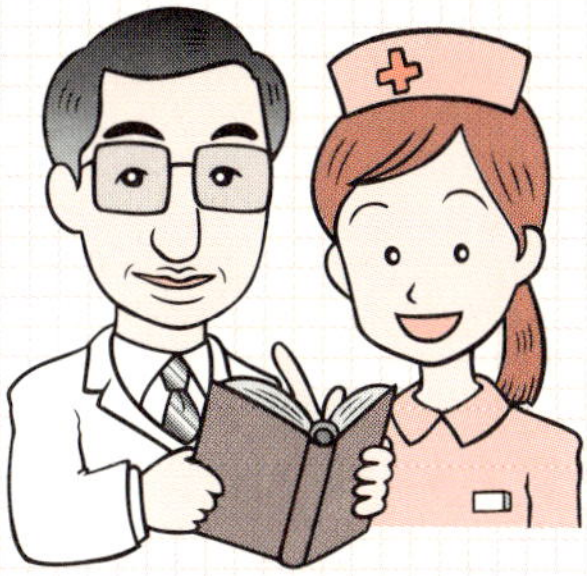

自宅で治せるのか、それとも病院に行くべきか、診療科はどこが適切か…治療の入口からリハビリまで、患者さんの不安と疑問を解消!

病院に行く必要がないケースとは？

▼急性の痛みで、数日で痛みが引いていく場合などは通院の必要ナシ

ほとんどのぎっくり腰は行かなくてもだいじょうぶ

パッと荷物を持ち上げたら、突然腰が〝キクッ〟といって、痛みで身体を伸ばすこともできなくなってしまった。

「さあ、たいへん。すぐ病院に行かなくちゃ！」と、慌てふためくかたも多いと思います。けれども実はこの〝ぎっくり腰〟は、ほとんどがたちの悪い腰痛ではありません。

下肢《かし》のしびれや痛み、排尿障害などがある場合をのぞいては、ほとんど病院に行く必要はないといっていいでしょう。むしろ動けないのに無理をして病院まで行ったせいで、よけい悪化させてしまった、などということがないようにしてください。

急激な腰痛を感じたら、まずは安静です。硬めの布団などの上に、横向きか仰向けに寝て、膝を曲げます。痛みがひどければ、市販の鎮痛剤などを飲んでもいいでしょう。

2、3日安静にしていて、痛みが徐々に引いていくようなら心配ありません。10日もすれば痛みは消えて、元どおり動けるようになるでしょう。

運動による筋肉痛など原因がはっきりしている場合

また、普段あまりしない運動をして筋肉痛になったときなど、損傷のないことがはっきりしている場合も、腰痛を感じたからといってすぐ病院に行かなくてもいいでしょう。運動による筋肉の凝《こ》りなどがあるときは、短時

✚腰痛を招きやすい生活習慣をチェック

check！	
長時間同じ動作や姿勢をしていた	
悪い姿勢をしていた	
柔らかい寝具やソファーを使っていた	
高すぎる椅子や机を使っていた	
低すぎる椅子や机を使っていた	
中腰で作業していた	

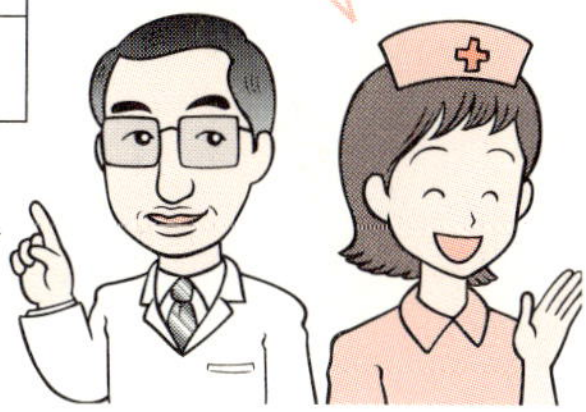
PART2（➡47ページ～）も参考にし、日々の動作や姿勢を見直してみよう
1週間ほど安静にしても痛みが引かないようなら整形外科を受診しよう

間冷やして痛みを軽くしたあと、温めてマッサージをするなどし、血行をよくしてやれば症状は軽減していきます。

痛みが強くなったり弱くなったりする、あるいは、さほどでもないがずっと感じるといった慢性的な痛みでも、病院に行く必要のない場合があります。

腰痛のほかに症状がなく、悪い姿勢を長時間とったなど、明らかな原因がある場合です。デスクワークで椅子の高さが合っていない、中腰で長時間作業をしてしまったなど、思い当たる原因があるかたは、慌てなくてもだいじょうぶです。2、3日安静にして、痛みが軽くなっていくようなら病院に行かなくてもいいでしょう。

ただし、悪い姿勢をとらざるをえない環境を改善しないと、繰り返し腰痛を起こすことになり、やがては椎間板《ついかんばん》ヘルニアなどを発症してしまう可能性もあります。腰痛が治ったら、環境改善に取り組んでください。

では、病院に行ったほうがよいケースとは?

▼発熱、しびれ、マヒ、ガマンできない慢性的な痛みなどは病院へ!

2、3日しても改善しないときは病院に

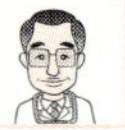

「たいしたことはない。そのうち治るだろう」と思っているうちに、だんだん症状がひどくなってしまうケースもあります。

痛みがあるとき病院に行くと、検査の際にあちこち身体を動かされ、よけい痛くなるようで気が重いものです。けれども2、3日安静にしても痛みが引かない、あるいはしだいに強くなるような場合は、ずるずると引き延ばしていないで、パッと病院に行って診察を受けましょう。

「これは早く診断をつけて治療を行なわなければならない」、あるいは「これはしばらく様子を見てもだいじょうぶ」という判断は、

専門医でもそう簡単にはつけられないものなのです。ですから、さまざまな検査が行なわれるわけですが、基本的に以下のような症状があるときは、まず診察を受けてください。

先に述べたように2、3日しても痛みやしびれが軽くならない、むしろ強くなるような場合。あるいはマヒがある場合。このようなケースでは、椎間板ヘルニアなどによって、神経が圧迫されている可能性があります。

排尿や排便に異常を感じた場合は、2、3日待たずに、すぐ診察を受けてください。この場合は馬尾《ばび》神経が障害されている可能性が大きく、処置が遅れると障害を残すこともあります。

長い距離を歩けないが、背中をかがめて休

むとまた歩けるという間欠性跛行《はこう》の症状があるときも、脊柱管狭窄症《せきちゅうかんきょうさくしょう》などの疑いが高いので、診察を受けてください。

　腰痛以外の症状、たとえば発熱や腹痛が同時にあるときはどうしたらいいでしょうか。

✚ 他の症状もあるときは?

- 熱がある ⇨ **内科** など
- 腹痛をともなう ⇨ **泌尿器科**・**婦人科** など
- 不正出血がある ⇨ **婦人科** など

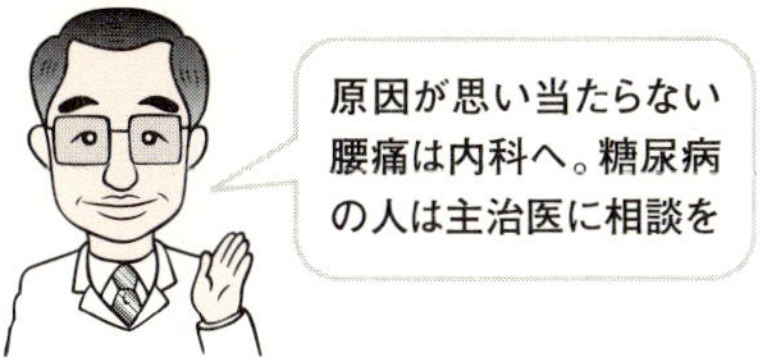
原因が思い当たらない
腰痛は内科へ。糖尿病
の人は主治医に相談を

熱や腹痛など、腰痛以外の症状のあるときも病院に

熱があるときは、基本的に内科の診察を受けます。内科的な病気がなく、腰痛や熱も治まらない場合には、椎間板炎や骨髄炎《こつずいえん》などの感染症の疑いがありますので、整形外科の診察を受けます。

　腹痛をともなう腰痛の場合は、尿路結石や腎臓、すい臓、肝臓、女性では婦人科の病気の可能性も考えられます。おなかが突然さしこむように痛くなり、比較的短時間で痛みが引く場合は尿路結石の可能性が高いと思われます。特に吐き気や血尿をともなう場合はさらに可能性が高いので、泌尿器科の診察を受けます。生理に合わせたように腰痛がある、あるいは不正出血をともなうような場合は、婦人科の診察を受けます。

　そのほかの場合は内科を受診して、腎臓、すい臓、肝臓などの疾患がないかどうかを確認してください。

▼整形外科を基本に、他は症状や持病などに合わせて相談してみる

どんな病院、どんな診療科で診てもらうべきか？

迷ったときは病院の案内に相談する

椎間板ヘルニアなどの持病があって、すでに病院に通っているかたは、症状が強くなったときなども、何科に行けばいいか迷われることはないと思います。かかりつけの病院に行って相談すればいいわけですし、そこへ行けば過去の状態と比較ができますから、診断がつけやすいという利点もあります。

けれども初めて腰痛になったかたは、いったい何科に行けばいいか迷ってしまうこともあるでしょう。実はこの「何科に行くべきか？」は、なかなか判断が難しい点なのです。

たとえば整形外科と形成外科はどう違うのでしょうか？　整形外科では骨や関節、脊椎《せきつい》、それに付随する神経や筋肉、靭帯《じんたい》などが主な受け持ち範囲です。それに対して形成外科は、皮膚と皮下組織が主な受け持ちですが、顔面骨や先天奇形なども受け持っており、美容外科の分野もあります。

あるいは脳神経外科でも、整形外科と受け持ち範囲の重なる、脊椎や脊髄《せきずい》神経を扱います。整形外科は受け持ち範囲が多く、ほかの科でも同じ病気を扱うことも多く、どちらの科に行けばいいか迷うかたも多いのです。

何科に行けばいいか迷われたときは、遠慮なく病院の案内でお聞きになることです。

腰の痛みだけのときは整形外科へが原則

また、単純に腰痛だけがある場合と、他の

✚腰痛に関係するおもな診療科

整形外科	骨格や筋肉（関連する神経も含む）に関する治療を行なう	椎間板ヘルニア、脊柱管狭窄症、骨粗鬆症、脊髄腫瘍など
泌尿器科	尿路系の病気の治療を行なう	尿管結石や腎臓病の治療、手術など
外　科	外科治療（手術）を行なう	消化器、心臓、呼吸器など治療部位によってさらに細かく分かれる
内　科	細菌による感染症など、内蔵の疾患を治療する	呼吸器、循環器、消化器などに分かれる。神経内科も内科の一種
神経内科	脳、脊髄、末梢神経、筋肉の病気を治療する	パーキンソン病、アルツハイマー病、多発性硬化症、髄膜炎、脳梗塞など
婦人科	女性特有の子宮や卵巣、ホルモンなどの病気を治療する	子宮後屈、卵巣嚢腫、月経困難症、不妊、骨粗鬆症など

症状もある場合はどうでしょうか。単純に腰痛だけの場合、ほとんどのケースは整形外科でいいのですが、なかには尿路結石のように、泌尿器科の扱いになる病気もあります。

また、腰痛はなく、手足がしびれるだけの場合もあります。原因が椎間板ヘルニアなら整形外科ですが、脳梗塞《のうこうそく》などの血管障害やパーキンソン病などの神経変性疾患の場合は、神経内科になります。さらに骨粗鬆症《こつそしょうしょう》は、薬物療法が進んだおかげで、整形外科のほか、内科や婦人科でも扱うことが増えました。

原則として、腰の痛みだけのときは整形外科へ、と覚えておくといいでしょう。どの科を受診しても、精密検査やほかの科を受診する必要がある場合は医師が指示しますから、それに従うようにします。

熱もあるときは内科か整形外科

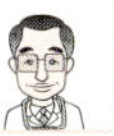

腰痛だけでなく、熱などほかの症状がある場合もあります。たとえば化膿性脊椎炎は脊

椎が細菌感染して起きる病気で、整形外科の扱いになりますが、腰の痛みのほかに発熱があります。同様に腰の痛みと発熱があっても、風邪による場合もあり、これは内科です。

やはり判断がつきにくいのですが、熱と腰痛があるような場合は、内科でも整形外科でも行きやすいほうに行って、よく相談してください。かかりつけの内科などがあれば、まずそこに行くといいでしょう。

また、子宮後屈など婦人科系の病気でも、腰痛が起きることがあります。ただし婦人科系の病気では、生理の周期に合わせて痛みが変化することが多いので、判断がつきやすいかもしれません。

最初は大病院ではなく、かかりつけの診療所でよい

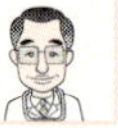

「何科かわからないときは、単科の診療所よりも、総合病院へ行けばいいのでは？」と考えるかたもいらっしゃると思います。けれども痛みや熱があるときに、大きな病院に行って何時間も待つのはとてもつらいことです。そのためにかえって症状が悪化してしまうことさえあります。

また最近では「病診連携」といって、まずは近くの診療所で診てもらい、大病院に行く必要がある場合は紹介状を書いてもらって行く、という方法が普及しつつあります。総合病院のなかには、医師の紹介状がないと診察を受けられないところもあります。

急性の痛みは最初の診断が肝心。落ち着いたら鍼灸、整体なども

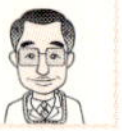

腰痛の場合、急性期には固定と安静が基本中の基本です。痛みがひどいときに動きまわったり、マッサージをしたり、あるいは温泉に入るなど、腰に影響を及ぼすことは原則しないということです。

ただし痛みが落ち着いてから、あるいは慢性腰痛のかたなどは、鍼灸《しんきゅう》や整体なども含めて楽になる方法があれば、自分に合ったものを取り入れてみてもいいでしょう。

✚ 病院での腰痛治療を受けるまで

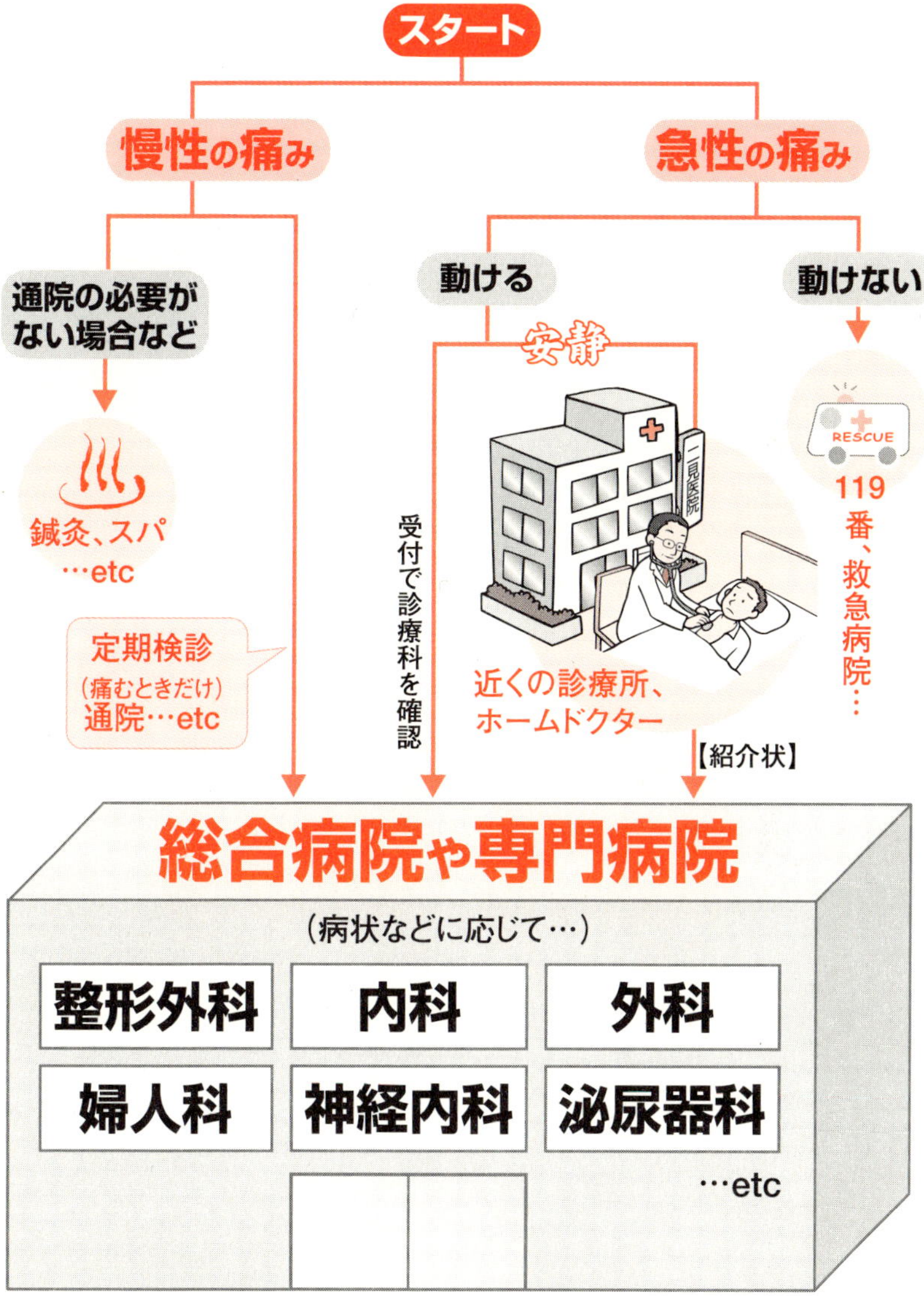
スタート
慢性の痛み
急性の痛み
通院の必要が
ない場合など
鍼灸、スパ
…etc
定期検診
（痛むときだけ）
通院…etc
動ける
動けない
安静
受付で診療科を確認
一見医院
近くの診療所、
ホームドクター
【紹介状】
RESCUE
119番、救急病院…
総合病院や専門病院
（病状などに応じて…）
整形外科
内科
外科
婦人科
神経内科
泌尿器科
…etc

病院が不慣れなかたへ、診察の手順をおさらい

▼問診、触診、個々の病気の診断……痛む場所や不安なことは具体的に

自分の状態を医師にきちんと伝えることがたいせつ

では実際に腰痛で病院に行った場合、どんな手順で診察が行なわれるのでしょうか。

「病院に行ったはいいけれど、慌ててしまってなにがなんだか全然わからなかった……」という経験がおありのかたもいらっしゃるのではないでしょうか。

特に、自称〝健康優良児〟で、数年に1回くらいしか病院に行かない、あるいは大病院など行ったことがないというかたなどです。

通いなれているかたもそうでないかたも、いずれも限られた時間をやりくりして通院するわけですから、できるだけ効率のよい診断が望ましい。その意味でも、おおよその診察の流れを把握しておきましょう。

病院では、まず問診が行なわれます。問診では、症状の状態、症状がいつ起きてどんなふうに経過してきたかを聞かれます。どんな名医でも、患者さんの訴えを聞かなければ、病気を診断し治療することはできません。

臆さずに、問われないことでも伝えよう

その意味で、患者さんにとっては、自分の状態を医師にきちんと伝えることが、腰痛治療の第一歩です。

そこで、きちんと自分の状態を伝えられるように、128ページの表をチェックしてみてください。事前にチェックしておけば、医師の問いかけにも慌てずに答えられるはずです。

問診の際には、腰痛がいつ始まって、どんな変化があったか、腰以外に足の痛みやしびれはあるかなどのほか、熱や腹痛など腰痛に直接関係ないように思える症状でも、すべて医師に伝えるようにしましょう。

また既往症や、過去に腰痛を患ったことがあるかどうかや、現在別の病気などで治療を受けていたり、薬を服用している場合もその旨を伝えておきます（このあたりは医師のほうからも確認があるはずです）。

患者さんの姿勢を見て診断がつくことも

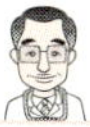

ところで医師は、問診よりも先に視診を行なっています。

視診とは見て診察することで、患者さんが入ってきたときから、歩き方や姿勢などを見て診察しているのです。椅子への座り方、立ち方はもちろん、肌の色や筋肉のつきぐあい、やせているか太っているかなども見ます。

歩き方を見ただけでも、おおよその診断がつく場合もあるのです。

問診がすむと、次いで触診が行なわれます。触診とは実際に身体に触れて診察することで、腰痛の場合はまず下肢の筋力や反射、知覚障害の有無などを調べます。

血液循環もたいせつな項目ですので、足の甲に触れて足背動脈の拍動（脈）を調べることもあります。

最後に、個々の病気に特徴的な反応をみる

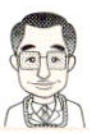

ここまですめば、そのあとに、個々の病気に特徴的な徴候がないかどうかを診察します。

たとえば椎間板ヘルニアに特徴的なラセグー徴候（仰向けに寝て、足を伸ばしたまま上げていくと腰に刺激痛を感じる）があるかどうか、圧迫骨折や感染症がある場合に、腰椎を後ろからたたくと感じる叩打痛があるかどうかなどです。

特徴的な症状があるかどうかによって、さらに診断を絞っていくのです。

❽下肢にも症状があるか?

- □ ない
- □ 足がしびれる
- □ 足が痛い
- □ 足を動かしにくい
- □ 歩くと途中で歩けなくなる

❾ほかの症状があるか?

- □ ない
- □ 熱がある
- □ 吐き気がする
- □ 腹痛がある
- □ 下痢がある
- □ 尿が出にくい
- □ 頻尿や血尿がある
- □ その他

❿過去に腰痛を起こしたことがあるか?

- □ ない
- □ ある

そのとき受けた検査や治療など
〔　　　　　　　　〕

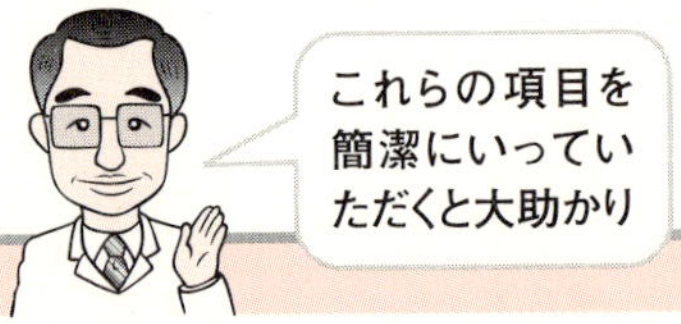
これらの項目を
簡潔にいってい
ただくと大助かり

⓫スポーツや重労働の経験があるか?

- □ ない
- □ ある

その種類と期間〔　　　　〕
1回あたりの時間〔　　　　〕

⓬仕事の種類は?

姿勢や動作、労働時間など
〔　　　　　　　　〕

⓭これまでにかかった病気は?

〔　　　　　　　　〕

⓮現在かかっている病気は?

〔　　　　　　　　〕

⓯妊娠の可能性があるか?

- □ ない
- □ ある

⓰現在服用中の薬は?

〔　　　　　　　　〕

⓱薬による副作用を経験したことがあるか?

- □ ない
- □ ある

Check！

はじめて病院へ行くかたや不慣れなかたは、この表で実際にチェックし、自分の症状を確認してみよう

❶痛みはいつから起こったか？
- □ 日時をだいたい特定できる
- □ いつからかはっきりしない

❷痛みは急性か慢性か？
- □ 急に起こった
- □ 徐々に痛くなった

❸その後、痛みはどうなったか？
- □ 変わらずに痛い
- □ ひどくなった
- □ ときどき痛む

❹痛みはどの程度か？
- □ 長く立っていられない
- □ 長く歩けない
- □ 温めたり休むと治る
- □ 気になる程度

❺思い当たる原因があるか？
- □ 同じ姿勢をつづけた
- □ 腰をひねった
- □ 急に背伸びをした
- □ 重い物を持った
- □ その他

❻どんなふうに痛むか？
- □ うずく
- □ さしこむ
- □ ズキズキする
- □ じわーっと重い
- □ だるい
- □ つれる
- □ しびれる
- □ ひきつれる
- □ ひびく
- □ ぴりぴりする
- □ その他

❼動かなくても痛いか、動くと痛いか？
- □ 寝ていても痛い
- □ 動きはじめが痛い
- □ 腰を曲げると痛い
- □ 背筋を反らすと痛い
- □ 同じ姿勢をしていると痛い
- □ 朝は痛くないが夕方痛くなる
- □ その他

不安解消のために、病院での検査手順をマスター

▼名前は〝いかつく〟ても、カンタンにすむ検査がほとんどだから安心を

レントゲン、CT、MRIなど検査にはそれぞれ特徴がある

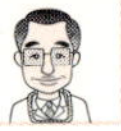

レントゲンやＣＴ、ＭＲＩなど、検査の名称はご存知でも、それらの検査で何を調べているかとなると、よくわからないというかたが多いのではないでしょうか。

ここでは代表的な検査を取り上げ、主にどのようなことについて調べるものなのか、ご説明しましょう。最初は外来で受けられる検査です。

・レントゲン（X線）

問診や視診、触診がひととおり終わると、普通はレントゲン検査が行なわれます。レントゲンすなわちＸ線ですが、通常のレントゲン検査では、脊椎の形やずれ、椎間板の厚み、さらに腰椎の性状をみます。腰椎の性状とは、骨そのものに炎症や腫瘍《しゅよう》があるかどうか、あるいは骨の密度などをさします。

レントゲンの撮影方法にもいろいろありますが、静止状態の正面像では、脊柱の傾きや、側弯症の有無などがわかります。側面像では、腰椎の反りや椎間板のつぶれなどが、斜位像では腰椎の関節や、腰椎分離症の有無などがわかります。さらに機能撮影と呼ばれる腰椎の動きを見る検査では、すべり症などの〝ずれ〟や不安定性がわかります。

・CT（コンピュータ断層撮影）

レントゲンによって大まかな分類がされる

と、次の検査として一般的にＭＲＩ（磁気共鳴断層撮影）あるいはＣＴ（コンピュータ断層撮影）が行なわれます。

ＣＴはレントゲン画像をコンピュータで処理した断層写真で、骨の断面像や立体像を見ることができます。そのため通常のレントゲン画像では見えない、神経の通り道である脊柱管の形や、骨のなかの性状もわかります。そのため骨折のほか、脊柱管狭窄症や、骨の腫瘍などの診断にも有効です。

ただしＣＴは、カルシウムの多い骨の診断には役立ちますが、椎間板や神経の状態についての情報は多くありません。

・ＭＲＩ（磁気共鳴断層撮影）

腰痛の原因には骨自体の病気はさほど多くないため、最近では椎間板や神経などの情報を多く得られるＭＲＩを、レントゲン検査の次に行なうようになっています。

ＭＲＩは椎間板や神経、あるいは炎症や腫瘍などの情報を得るために有効で、痛みもなく、放射線の問題もありません。

ただしＭＲＩは強い磁場のなかで検査をするため、磁気によって障害を起こすペースメーカーの入っている人はもちろん、クリップなどの金属が体に入っている人も受けられないことがあります。また、狭い装置内で30～40分程度じっとしていなくてはなりませんので、閉所恐怖症の人には向かない検査です。

・その他

これらと並行して、必要に応じて血液や尿の検査が行なわれることもあります。

腫瘍や炎症が疑われる場合には、シンチグラムと呼ばれる、アイソトープを使った検査が行なわれることもあります。

このあたりまでが、外来で行なわれる検査です。ほとんどのケースがこの段階で診断がつき、治療の方向が決まります。これ以上の詳細な情報が必要な疾患については、入院検査を行なうことになります。

その多くが造影剤を使った造影検査で、主なものは以下のとおりです。ここではふれませんが、造影剤を使ったＣＴやＭＲＩの検査もあります。

・ミエログラフィー（脊髄造影）

神経の通り道の状態を調べるときにする検査です。

脊髄のなかを通る神経と、そこから枝分かれする神経根は、硬膜という膜に覆われていて、膜のなかは脊髄液で満たされています。この脊髄液に注射針で造影剤を注入し、レントゲン撮影します。

腰の動きや姿勢による変化も調べます。また、同時に脊髄液を採取して、その検査も行ないます。

造影剤にはヨード剤を使うので、ヨード過敏症の人は検査ができないこともあります。

・ディスコグラフィー（椎間板造影）

問題のある椎間板に直接造影剤を注入して、椎間板の状態とヘルニアの方向などを調べます。注入時の痛みも、診断の手がかりとなります。

・神経根造影

神経が腰椎から枝分かれして出る出口（椎間孔）に直接針を刺して造影剤を注入し、痛みの原因と部位を特定します。それまでの検査で痛みの原因が１カ所に絞れないとき、あるいはほかの原因が除外できるかもしれないときなどに実施します。

同時に麻酔剤を注入して、痛みを緩和する神経根ブロック治療を行なうこともあります。

このほかにもいくつかの検査がありますが、一般的に行なわれる検査はここまでです。

✚ 腰痛の診察・検査のあらまし

診察
問診　視診　触診

↓

単純X線検査
X線断層撮影

血液検査
尿検査

↓

外来で行なう精密検査
CT検査
MRI検査
骨シンチグラフィー

入院で行なう精密検査
脊髄造影法
（CT造影法）
椎間板造影法
神経根造影法
血管造影法

骨量測定
MD法
DEXA法
…etc

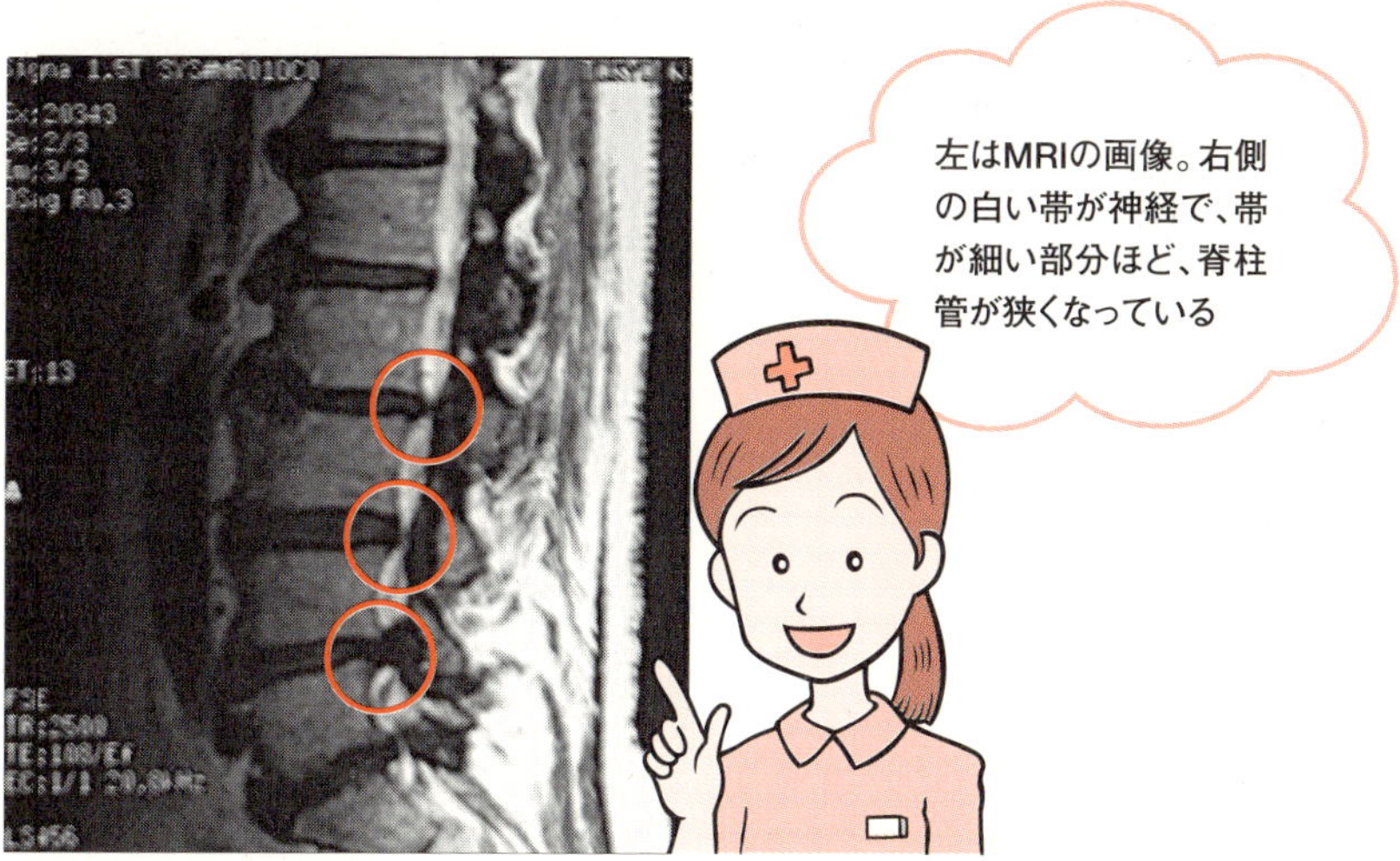
左はMRIの画像。右側の白い帯が神経で、帯が細い部分ほど、脊柱管が狭くなっている

▼鎮痛剤、筋弛緩剤、ビタミン剤が中心だが、素人判断は厳禁

病院でもらう内服薬、外用薬の基礎知識！

ほかの薬と併用して だいじょうぶ？

風邪や腹痛で内科に行ったときと同様、腰痛で整形外科に行ったときも、何種類かの薬が出ます。

「これはいったい何に効く薬なんだろう？」「風邪薬を飲んでいるけれど、いっしょに飲んでいいんだろうか？」「痛みが消えたけれど、薬もやめていいのか？」など、いろいろ疑問に思われることもあるでしょう。

そこでここでは、腰痛で整形外科を受診したときに出される基本的な薬と、飲み方の注意点などをみていきましょう。

まず、飲み方の注意点です。ほかの薬と併用していいかどうかですが、これは自分で勝手に判断せず、必ず医師や薬剤師に聞くようにしましょう。

現在服用をつづけている薬があるかたは、何を飲んでいるかを、診察の際に伝えてください。処方せん薬局でくれる「お薬手帳」や、薬の説明書があれば、それを持参するとよいでしょう。

鎮痛剤など同じ働きの薬を重複して飲むと、量が多くなりすぎてしまうこともありますから、市販の薬を飲んでいるときも、何を飲んでいるかを医師に伝えます。

症状が治まったら 薬をやめてもいい？

痛みやしびれが引いたら、出されている薬をやめてもいいかどうか。これも医師の指示

に従うようにします。

自分の判断で中止すると、せっかくよくなりかけた症状が、ぶり返してしまうこともあります。

症状が治まったら治まったと医師に伝え、薬をやめてもいいかどうか相談しましょう。

副作用が出たら薬をやめていい？

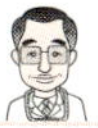

また、出された薬を服用したら胃が痛くなった、吐き気がした、吹き出物が出たなど、気になる症状が現われた場合には、服用を中止して、すみやかに医師に相談してください。調子が悪くなった場合は、我慢して飲みつづけることはありません。

以上の点は基本中の基本。どんな病気で薬を出された場合にも当てはまります。

腰痛のとき処方される主な薬

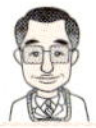

次に、腰痛のときに出される基本的な薬について説明しましょう。

腰の症状である痛みやしびれを緩和するための内服薬としては、鎮痛剤と筋弛緩剤、ビタミンB_{12}などが一般的です。

感染症や腫瘍などの病気に対しては、それぞれの治療薬が使われますが、ここでは一般的なものについてのみ述べます。

・消炎鎮痛剤

消炎鎮痛剤は非ステロイド系消炎鎮痛剤（NSAIDs）と呼ばれるグループの、内服薬や座薬がよく使われます。

非ステロイド系消炎鎮痛剤は、痛みに対してかなりの効果が得られますが、胃炎や胃潰瘍《いかいよう》などの副作用があります。なぜかというと、これらの薬には消化器の粘膜を保護する作用のある物質、プロスタグランディンの分泌を抑える作用があるからです。

そのため消炎鎮痛剤を処方するときは、胃炎や胃潰瘍の薬をいっしょに処方することが多いのです。

痛み止めを服用して胃のぐあいが悪くなったときは、すぐに服用をやめて医師に相談してください。

・筋弛緩剤

腰痛は筋肉の緊張をともなっていることが多いので、筋弛緩剤が消炎鎮痛剤といっしょに処方されることがよくあります。

筋弛緩剤には、中枢性筋弛緩剤と末梢性筋弛緩剤とがありますが、一般的に処方されるのは中枢性筋弛緩剤です。

末梢性の筋弛緩剤は、そのほとんどが麻酔の際に使われるもので、作用が強く危険なため処方されることはほとんどありません。

・ビタミンB_{12}

しびれを改善する作用があるため、処方されることがあります。ビタミンB_{12}は悪性貧血の際などにも処方されるビタミンで、神経を活性化し、しびれをやわらげる作用もあります。

抗生剤は感染症に処方されますが、通常の腰痛では必要ありません。その他の特殊な薬も、それぞれの疾患によって使われます。

・外用薬

内服薬のほかに、湿布などの外用薬が処方されることもあります。

腰痛に対して一般的に病院で処方される外用薬は、温湿布か、皮膚から吸収されるタイプの消炎鎮痛剤です。形状としては、湿布のほかに軟膏《なんこう》、クリーム、液などさまざまなタイプがあります。

市販の湿布薬のなかにも、インドメタシンやケトプロフェンなど消炎鎮痛効果の高い薬を配合したものもあります。市販の湿布薬を買って、適宜利用してもいいでしょう。

✚ 病院で処方されるおもな薬

非ステロイド系消炎鎮痛剤

商品名	成分名	副作用　その他
アルボ	オキサプロジン	副作用は比較的少ない
インダシン	インドメタシン	胃腸障害
インテバンSP	インドメタシン	胃腸障害
インフリー	インドメタシンファルネシル	胃腸障害
オステラック	エトドラク	副作用は比較的少ない
オパイリン	フルフェナム酸アルミニウム	胃腸障害
クリノリル	スリンダク	胃腸障害
ソランタール	塩酸チアラミド	副作用は比較的少ない
ニフラン	プラノプロフェン	副作用は比較的少ない
フェナゾックス	アンフェナクナトリウム	胃腸障害
フェルデン	ピロキシカム	1日1回でよい
フルカム	アンピロキシカム	1日1回でよい
ブルフェン	イブプロフェン	副作用は比較的少ない
ペオン	ザルトプロフェン	副作用は比較的少ない
ボルタレン	ジクロフェナクナトリウム	胃腸障害
ボルタレンSR	ジクロフェナクナトリウム	胃腸障害
ポンタール	メフェナム酸	胃腸障害
メナミンSR	ケトプロフェン	胃腸障害　1日1回でよい
モービック	メロキシカム	1日1回でよい
ランツジール	アセメタシン	胃腸障害
ロキソニン	ロキソプロフェンナトリウム	副作用は比較的少ない

筋弛緩剤

商品名	成分名	副作用　その他
アロフト	アフロクァロン	ねむけ　光線過敏症
テルネリン	塩酸チザニジン	ねむけ　発疹
ミオナール	エペリゾン	ねむけ　発疹
リンラキサー	カルバミン酸クロルフェネシン	ねむけ　発疹
ロバキシン	メトカルバモール	ねむけ　発疹

身体に合わないときや疑問があれば、医師に相談してみよう

コルセットが有効な場合と、はずしたほうがいい場合

▼痛みが強いあいだは着けて、回復期にははずすのが基本。市販のものでもよい

長期間コルセットを着けると筋力低下を招くことにも

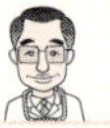

突然、腰に痛みを感じた場合、「コルセットを着けたほうがいいのかな？」と迷った経験のあるかたもいらっしゃるでしょう。腰痛というとコルセットを着けるイメージがありますし、実際に薬局では腰を保護すると銘打って、何種類かのコルセットを売っています。

いったいコルセットにはどんな働きがあるのでしょうか？　また、腰痛のときは着けたほうがいいのでしょうか？

まずぎっくり腰のような場合、市販のコルセットがすぐ手に入れば、それを着けるといいでしょう。ない場合はさらしを巻くなどして、コルセットがわりにしてもいいと思います。痛みが少しやわらぐはずです。

コルセットには、大きく分けてふたつの働きがあります。ひとつは固定により腰椎の動きを制限することで、もうひとつは腹部に圧力をかけることで腹筋の肩がわりをすることです。このふたつの働きによって腰にかかる負担が軽くなり、痛みがやわらぐのです。

ただし、長期間コルセットを着けると、筋力の低下と硬化につながり、逆効果になります。どの程度の期間コルセットを着けるかは、病気の種類や部位、年齢などによって違ってきますので、医師の指示に従ってください。

コルセットを着けるのは痛みの強いあいだ

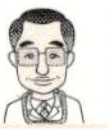

一般的には、悪い姿勢や筋肉疲労、腰椎ね

コルセットの種類と効果

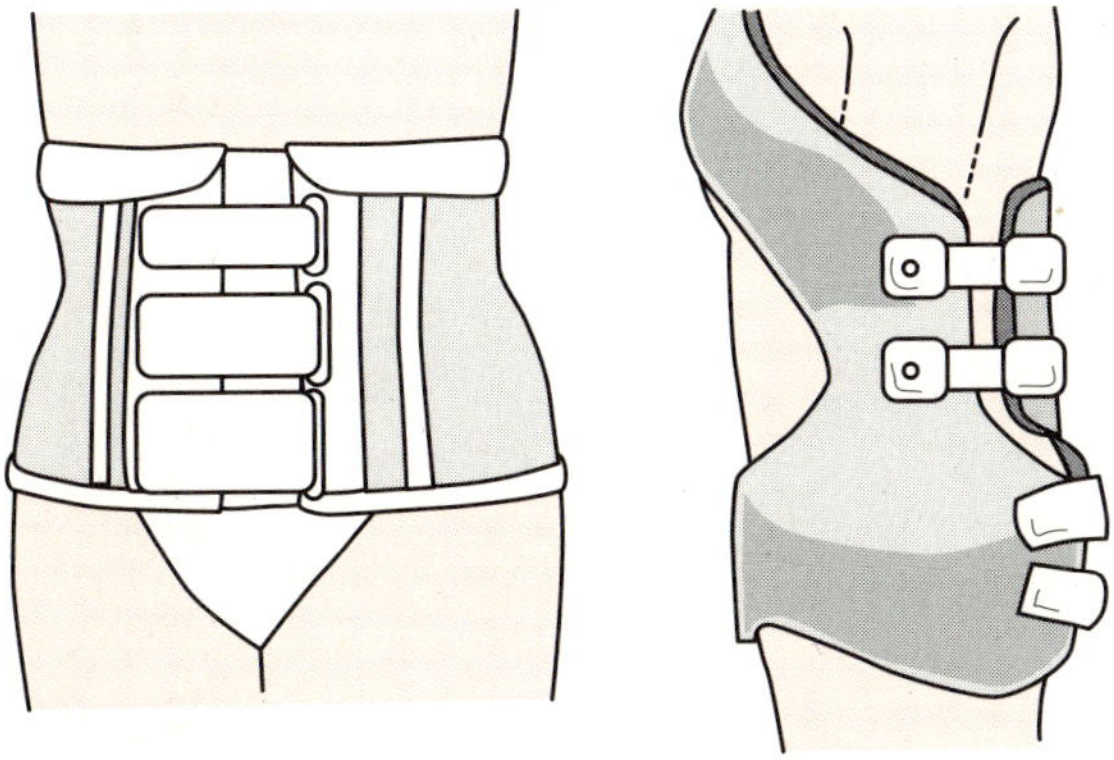

硬性コルセットでは日常の動作がかなり制限されるが、
軟性コルセットはつけたままでも日常動作を行なえる

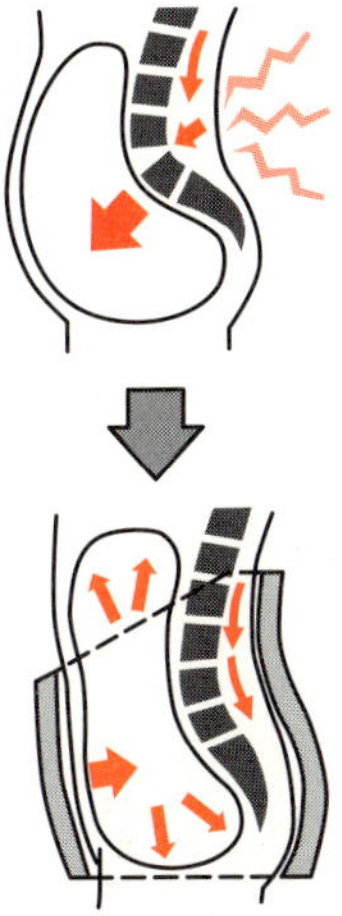

コルセットにより、脊椎が
固定され腹圧もかかる

んざなどによる腰痛の場合は、痛みが強いあいだだけ着けて、あとはむしろ運動をするようにします。いつまでもコルセットを着けていると、筋肉が硬くなってしまい、別の腰痛を引き起こすことさえあります。

高齢者の圧迫骨折などの場合は特に、長期間コルセットを着けていると、その部分の筋力や骨がさらに弱くなってしまいます。

ですから安静期をすぎて1、2カ月たったら、できるだけコルセットに頼らないようにしていきます。

病院で処方されるコルセットには、大きく分けて軟性コルセットと硬性コルセットがあります。軟性コルセットは弾力性素材だけでできたものと、芯材が入ったダーメンコルセットなどで、硬性コルセットはプラスチックなどの硬質な素材で身体に合わせて作ります。

硬性コルセットは圧迫骨折や固定術のあと、あるいは腫瘍などかなり厳重に腰椎を固定しなければならない場合に適用されます。

腰痛のポピュラーなリハビリ法、牽引治療とは

▼筋肉をマッサージし、血行をよくする。牽引の強度やサイクルは医師と相談

牽引は ただ単に引っ張るのとは違う

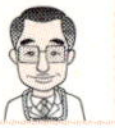

腰痛のリハビリテーションというと、「温熱治療か牽引《けんいん》」と頭に浮かぶほど、牽引はよく知られた治療法です。けれどもその実態は、あまり知られていないようです。

牽引とひとくちにいっても、ただ単に引っ張っているわけではありません。これがぶら下がり健康器などと、病院の牽引との違う点です。

外来でも行なう電動の間欠牽引と、入院して行なう持続牽引

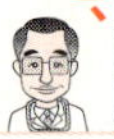

牽引には、通院で行なう電動の間欠牽引と、自宅もしくは入院して行なう持続牽引とがあります。

電動の間欠牽引では、症状に合わせて強さを設定し、一定の間隔で引っ張ったり緩めたりを繰り返します。これによって深部の筋肉をマッサージし、緊張をやわらげる効果が得られます。

椎間板ヘルニアの治療などで行なわれることが多く、牽引は通常15分間程度行ないます。牽引力は、腰椎の場合体重の3分の1から始めて2分の1以内が目安となっています。

また、牽引と一緒にマイクロ波などによる温熱治療を行なうと、血液循環がよくなって、より効果が高まります。

もうひとつの持続牽引は、主に急性期の腰痛の入院治療で行なわれます。少し軽目の牽引を時間をかけて行ないます。

✚牽引のやり方とは？

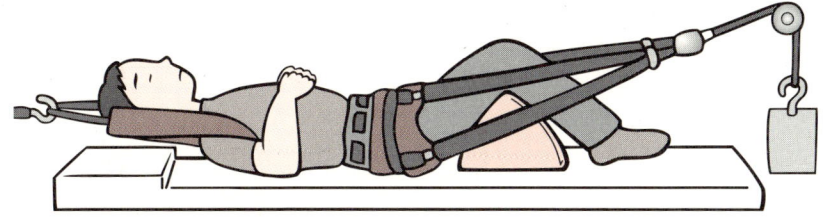

疼痛の強いときには実施しない。
膝を少し屈曲して牽引を行なうとよい

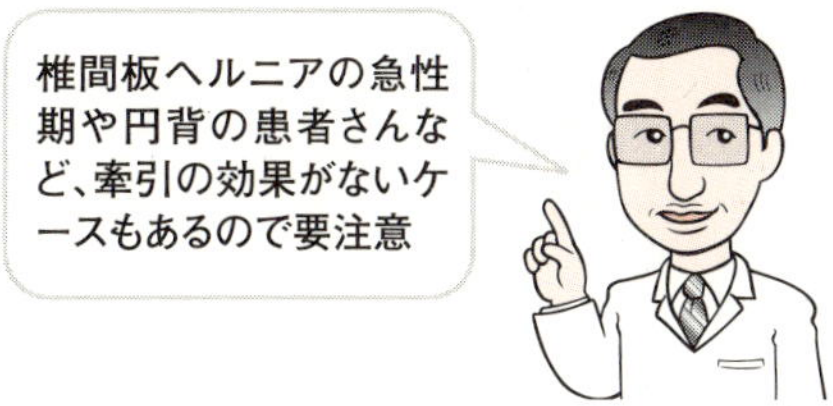
椎間板ヘルニアの急性期や円背の患者さんなど、牽引の効果がないケースもあるので要注意

方法としては骨盤にベルトをかけ、足の方向におもりで牽引します。牽引力は腰椎の場合6～10キロが目安となります。1回に2時間程度ずつ、1日6～8時間を目標に、その効果を見ながら繰り返します。

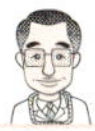

痛みを感じたら我慢せず、すぐ医師に相談する

いずれの牽引でも、膝は曲げて身体が移動しないように固定します。牽引の最中に痛みを強く感じたときはすぐに中止して、医師の指示を受けます。

また、牽引が終わって台から降りるときに痛みが強い場合は、牽引の強さか方法、時間に問題があると思われますので、医師に相談してください。

腰痛疾患のなかには、牽引に適さないものもありますので、なんでも牽引というのは問題です。症状をはっきり医師に伝え、その指示に従うようにしましょう。

患者さんの身体と心に負担をかけない最新治療

▼手術技術の進歩で、切開する幅は短く、時間も短縮。術後の回復もスムーズ

保存的治療が効を奏さない場合には、手術することもある

椎間板ヘルニアなどの場合、一般的にはコルセットによる固定、リハビリテーション、ブロック注射、薬物療法などの保存的治療が行なわれます。けれども、排尿障害などをともなう馬尾神経障害がある、下肢の筋力低下やしびれが強い、がんこな痛みが長期間つづいていているといったような場合、手術をしなければならないこともあります。

手術となるとどうしても患者さんにとって精神的、肉体的負担が大きく、かなりつらいものです。そこで少しでも患者さんへの負担を減らそうと、手術、保存的治療ともに、さまざまな方法が開発されてきました。

以下、椎間板ヘルニアを例にとって、最新の治療法を簡単にご説明します。

身体への負担が小さい小侵襲手術

患者さんへの負担を減らす方法としては、まず小侵襲手術があげられます。小侵襲手術とは、皮膚の切開が小さい手術のことで、傷口が小さければ、それだけ身体への負担も少なく、早く離床できます。

従来、椎間板ヘルニアの手術としては、「ラブ法」と呼ばれる方法が一般的で、それは現在でも同様です。ラブ法は、背中側を切開し、靭帯と骨の一部を削って、神経根と椎間板ヘルニアを肉眼で見ながら切除します。

基本的な手術方法は同じですが、このラブ

✚ラブ法による椎間板ヘルニアの手術

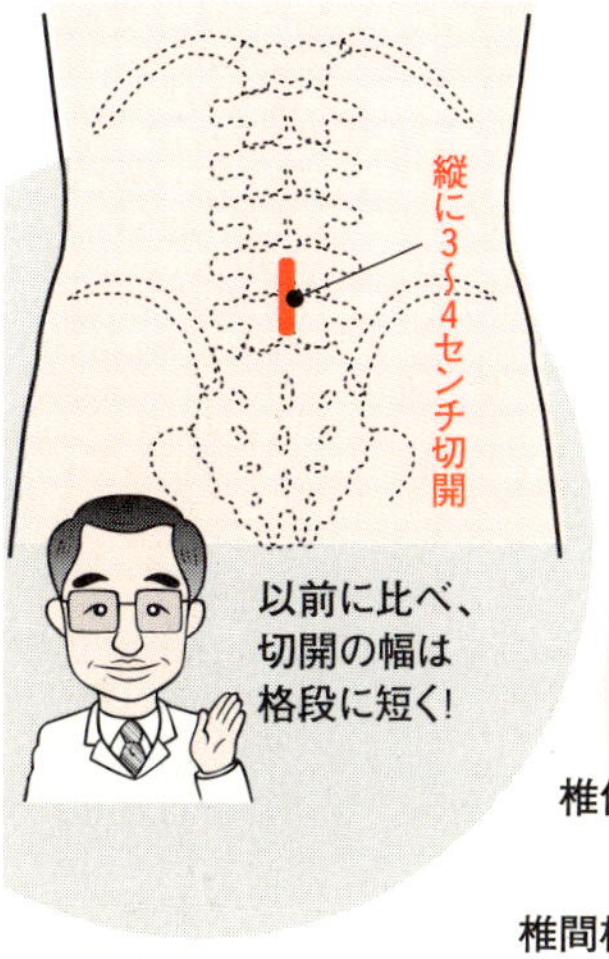
縦に3〜4センチ切開
以前に比べ、
切開の幅は
格段に短く!

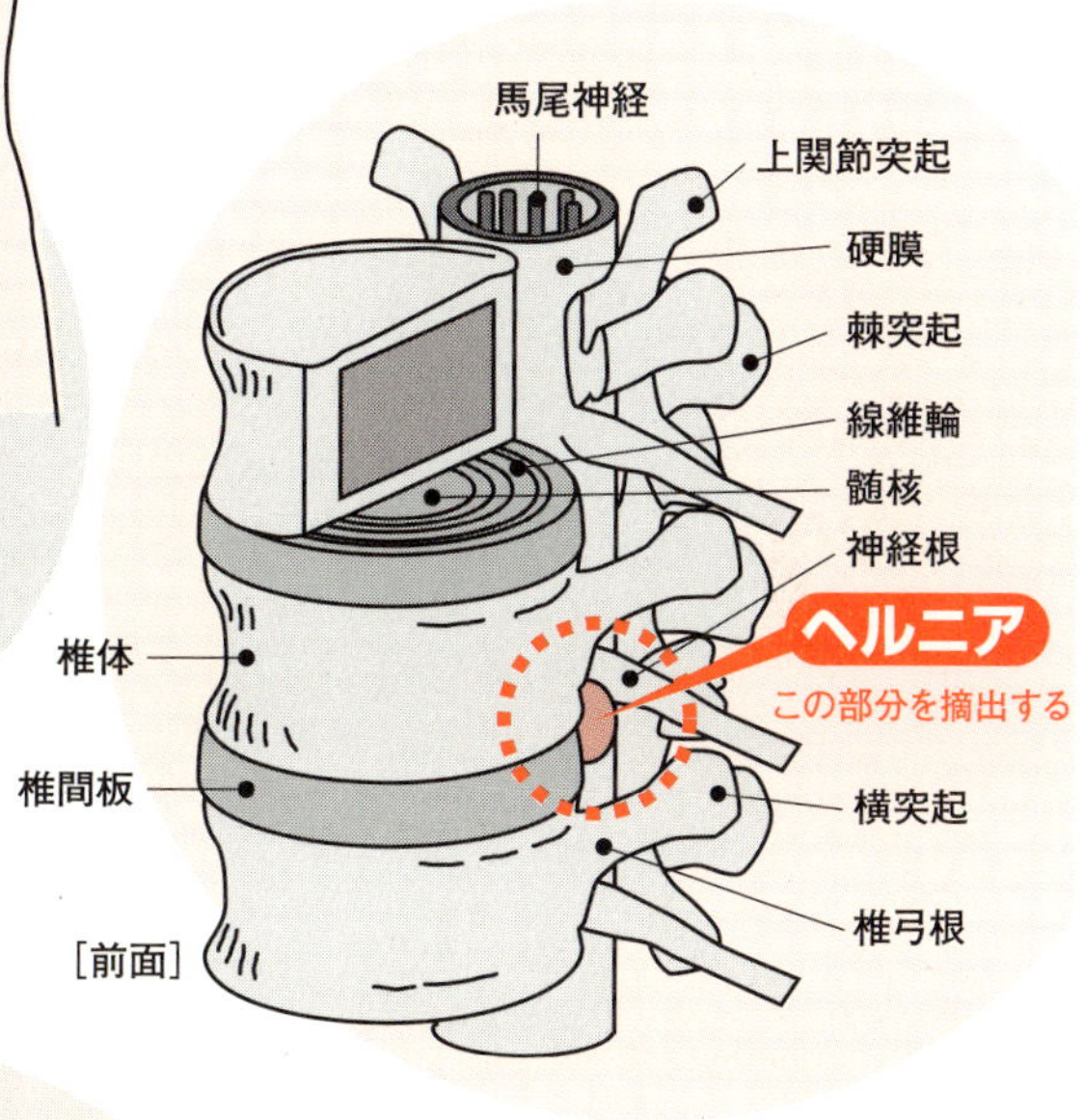
馬尾神経
上関節突起
硬膜
棘突起
線維輪
髄核
神経根
ヘルニア
この部分を摘出する
椎体
椎間板
横突起
椎弓根
[前面]

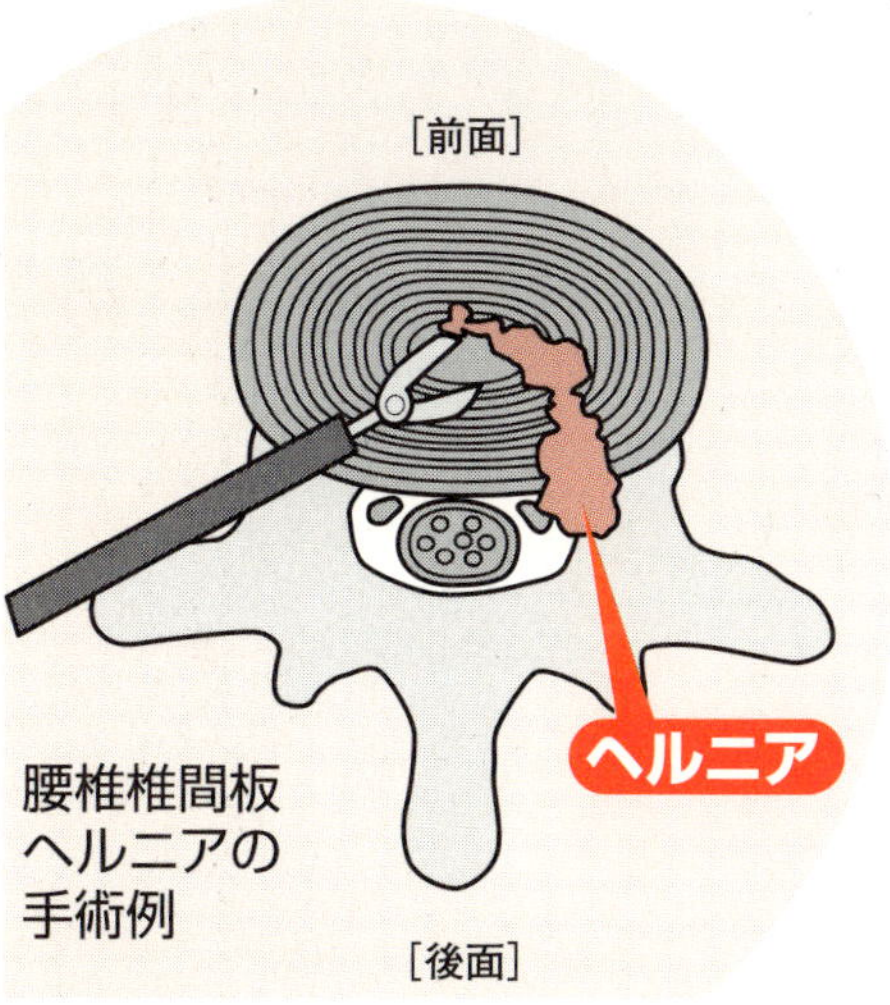
[前面]
ヘルニア
腰椎椎間板
ヘルニアの
手術例
[後面]

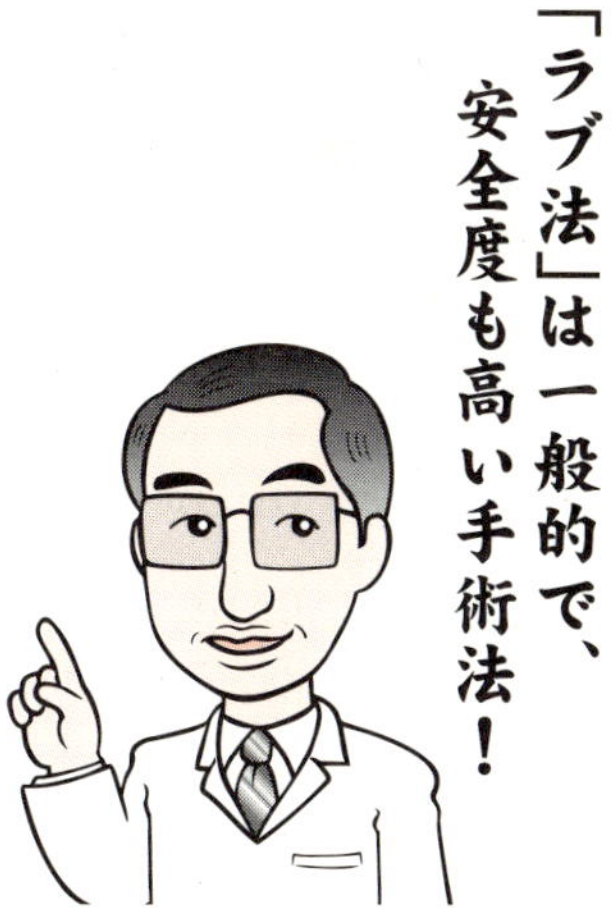
「ラブ法」は一般的で、
安全度も高い手術法!

法も現在は5センチ程度と、以前に比べると小さな切開で行なうことができるようになりました。それだけ身体への侵襲が小さいということで、負担が少なく、術後の運動を早く始められます。

さらに背中を1・5センチ程度切開して、そこから内視鏡と外筒管を入れ、内視鏡の映像を見ながら髄核《ずいかく》を切除する「鏡視下手術」も行なわれるようになりました。ラブ法に比べて傷口も小さく目立たず、痛みも軽い手術法です。

保存的治療にも新たな方法が登場

保存的治療にも、新たな方法が開発されています。蛋白分解酵素と呼ばれる薬剤を椎間板に注入して、飛び出した髄核を溶かす方法(chemonucleolysis)がそれで、アメリカを中心に行なわれています。しかし、その治療効果や危険性などの点に、不安要素があるという意見も多く、まだ日本では認可されていません。

手術と保存的治療の中間的治療法もある

保存的治療法と手術との中間に、「経皮的髄核摘出術」や「レーザー椎間板減圧治療」などがあります。

経皮的髄核摘出術は、1975年に発表された方法なので最新というわけではありませんが、侵襲が非常に小さくすむため、欧米では日帰りでの施術も行なわれています。

これは背中に直径3~4ミリの管を刺し、鉗子《かんし》を入れて髄核を摘出する方法です。髄核を摘出することによって椎間板内の圧力が下がり、神経への圧迫が弱くなって症状が軽減するのです。

レーザー椎間板減圧治療は、皮膚の上から数ミリの針を刺し、椎間板内の髄核に高出力レーザー(YAGレーザー)を照射して、髄核を焼きます。経皮的髄核摘出術と同様、それによって椎間板内の圧力が減り、神経への

✚「小侵襲」手術、治療のメリット

小侵襲手術、治療

=

皮膚の切開が小さい、レーザー、顕微鏡、内視鏡などを使用

術後の回復が早い

精神的、内体的負担が少ない

傷跡が小さくなる

圧迫が弱くなって症状が軽減します。ただし、この方法はまだ一般的ではなく、成績にもいろいろな意見があって、保険制度上の認可にはいたっていません。

最新の治療法が必ずしもいいわけではない

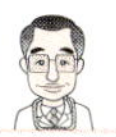

ここに述べた治療法はどれも、椎間板ヘルニアの患者さんすべてに対して施術可能というわけではありません。

たとえば経皮的髄核摘出術は、ヘルニアが脊柱管内に破れ出していない、脊柱管狭窄がない、下肢筋力がマヒ状態にない、神経根奇形がないなど、さまざまな条件を満たした患者さんにのみ行なうことができます。

また、最新の治療法は、必ずしも治療成績や危険性について確立されたものではありません。心身への負担が少ないにこしたことはありませんが、どの治療法を採用するかに関しては、専門医の意見を聞くことがなによりもたいせつです。

クリニカルパスと手術後のリハビリテーション

▼運動、温熱、水治療法などさまざま。入院期間も短縮の方向に

入院から退院までのスケジュール「クリニカルパス」

腰痛の手術をした場合、手術後にリハビリテーションを行なってから退院することになります。

では、リハビリテーションはいつ、どんなことを行ない、どのくらいの期間で退院できるようになるのでしょうか。具体的にみていきましょう。ただし腰椎の手術では、病気や方法によって大きく異なります。

リハビリも含め、入院から手術、退院までは、あらかじめ決められたスケジュールに沿って、進められていきます。

148ページに載せた表が、東京厚生年金病院の整形外科で実際に使われているスケジュールの一例で、これを「クリニカルパス」と呼びます。クリニカルパスは患者さんにもお渡しして、自分が今日何をするのかを、把握してもらうようにしています。

治療・処置など項目別にスケジュールがわかる

148ページのクリニカルパスは、椎間板ヘルニアのもっとも一般的な手術法「ラブ法」による髄核摘出を行なった患者さん用のものです。ご覧いただくとわかるように、手術の2日前から3週間めまで、「治療・処置」「薬」「検査」など、項目別にその日の予定が記入されています。

この表では術後5日めからリハビリが開始されることになっていますが、日程や項目別

の内容は、患者さんの症状や手術方法によって違ってきます。

クリニカルパスがあれば、無用な不安が解消できる

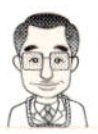

リハビリの内容について述べる前に、なぜクリニカルパスを患者さんに出すのか、ここで少し説明しておきましょう。

クリニカルパスはアメリカで始まったもので、日本でもこの2、3年で急速に普及してきました。

クリニカルパスの目的の第一は、「自分が今日どんな治療をされるのかわからない」「いつ退院できるか目処《めど》が立たない」といった患者さんの不安を軽くすることです。退院までのスケジュールがわかっていれば、精神的な負担が減り、治療に専念できるようになります。

スケジュールを立てることで治療がスムーズに進む

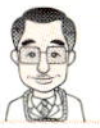

目的の第二は、あらかじめスケジュールを立てておくことで、新たな患者さんの受け入れをスムーズにすることです。

急性期の病院では、手術の必要な患者さんを、できるだけ早急に受け入れなければなりません。そのため、入院中の患者さんに対しては、入院をいたずらに長びかせず、短い入院期間で効率的に治療を行なわなければならないのです。

入院期間が短縮できれば、それだけ患者さんにとっても負担が少なくなります。もちろんスケジュールどおりに回復しない場合は、そのつど日程や内容を見直していきます。

さらにチーム医療を行なっていくうえで、クリニカルパスがあれば医療スタッフ全員がそれに基づいて、治療を統一的にスムーズに行なえるというメリットもあります。

椎間板ヘルニアの手術後のリハビリは運動療法が中心

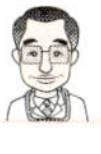

では次に、リハビリの内容についてです。

リハビリには大きく分けて理学療法と作業療

厚生年金病院のクリニカルパスより

	3日目	4日目	5日目	6日目	7日目	10日目	2週目	3週目
月/日	/	/	/	/	/	/	/	/
治療処置		○創部の消毒をします		○創部の状態で抜糸します	○創部の確認をしてガーゼをとります			
内服点滴	○抗生剤の点滴(続き)	→	○抗生剤が内服になります	→	○抗生剤の内服が終わります			
検査					○採血 レントゲン			
安静	○歩行器を使用して歩くことができます	○病棟内を歩行器を使用して歩けます		○院内歩行器を使用して歩けます	○院内を歩行器なしで歩けます	○階段の昇り降りができます	○外出・泊の許可が出ます	○退院が可能です
食事		○常食						
排泄	○尿管を抜きトイレで排泄できます							
清潔	○届かないところは看護師が体を拭きます	○創部に水にぬれないテープを貼りシャワーに入れます			○入浴をすることができます			
リハビリ			○リハビリ室でのリハビリが始まります	→	→	→	→	→
説明	○コルセットを着け腰部の安静を保ちながらの起床方法について説明します ○着替えや体の拭き方について説明します	○シャワーのときの注意点について説明します			○体重コントロールの重要性についてお話しします		○外出・外泊の説明や注意点をお話しします ○退院後の生活についてお話しします	○試験外泊を行ない、自宅での生活での困ったことの最終確認を行ないます ○退院手続きのご説明をします

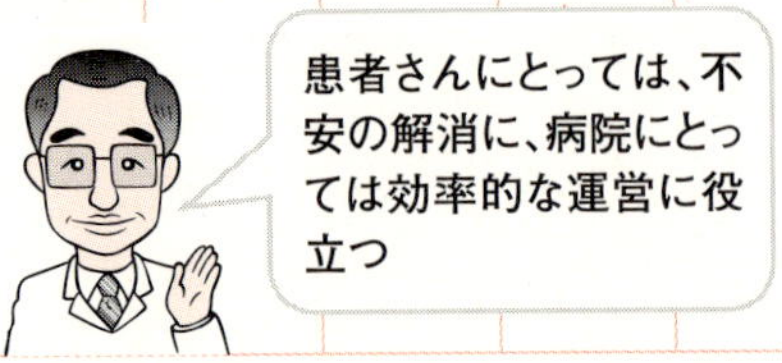
患者さんにとっては、不安の解消に、病院にとっては効率的な運営に役立つ

＿＿＿＿＿＿＿＿＿＿ 様

椎間板ヘルニア髄核摘出術クリニカルパス（患者様用）

担当医師 ＿＿＿＿＿＿＿　担当看護師 ＿＿＿＿＿＿＿　担当PT ＿＿＿＿＿＿＿

経過	入院から手術2日前	手術前日	手術当日	術後1日目	2日目
月／日	／　～　／	／	／	／	／
治療処置	○コルセットの型採りをします ○抗生剤のアレルギー検査をします	○腰部の毛を剃ります	○腰部の毛を剃ります（午後手術の方）		○創部の消毒をして創部に入っている管を抜きます
薬	○入院時に現在内服中の薬があるかたはお知らせください ○薬にアレルギーのあるかたはお知らせください		○抗製剤の点滴をします ○手術後持続点滴をします	→ →	→ ○食事・水分の摂取状況を見て終了します
検査	○手術前の検査をします 採血　検尿　心電図 レントゲン　MRI 脊髄造影剤検査　CT 呼吸機能検査			○採血	
安静	○手術の物品準備を始めましょう ○痛みに応じて鎮痛剤を使用することができます ○不眠時は睡眠剤の内服を考えます		○ベッド上安静です ○ベッドは30度まで起こすことができます ○看護師の介助で体の向きを変えられます	○ご自分で体の向きを変えられます ○ベッドは30度まで起こすことができます	○コルセットを着けて起きることができます
食事	○常食です（食事アレルギーのあるかたはお知らせください）	○常食です	○朝・昼ともに禁食です ○夕食は流動食になります ○午後手術の方は3食とも禁食です	朝食：五分粥食 昼食：全粥食 夕食：常食 ○午後手術の方は 朝食：流動食 昼食：五分粥食 夕食：全粥食	○午後手術の方は朝食から常食になります
排泄	○便秘時は緩下剤の使用を考えます		○浣腸をします（午前5時頃） ○手術室で尿カテーテル（管）が入ってきます	○排便は便器を使用します →	○ベッド上で排便が困難な場合はコルセットを着けポータブルトイレで行なえます →
清潔		○腰部の毛を剃った後入浴してください ○爪切り	○腰部の毛を剃った後入浴してください（午後手術の方）	○看護師が体を拭きます	→
リハビリ					
説明	○医師・看護師よりそれぞれ手術の説明があります	○麻酔科の医師・手術室の看護師が訪問します（わからない事はご遠慮なくお尋ねください）	○手術後、担当医師よりご家族のかたに手術の説明をいたします	○ベッドの上でできる運動の説明をします	

法とがあります。作業療法は上肢の機能訓練のためです。椎間板ヘルニアの手術を受けた場合は、理学療法が中心になります。

理学療法の種類としては、運動療法、牽引療法、水治療法、温熱療法、電気療法があります。

他にもさまざまなリハビリがある！

運動療法は、最初は筋肉を柔らかくするための軽い運動を行ない、しだいに腹筋などの筋力強化運動に入っていきます。

筋力強化運動に入ったころから、水治療法を並行して行ないます。

水治療法には、超音波で気泡を発生させ血行をよくするバイブラバスや、プールでの水中歩行などがあります。

牽引療法は別途述べましたので省きますが、必要に応じて行なっていきます。

温熱療法はマイクロ波などによって患部を温め、血行をよくして筋肉の緊張をとり、痛みをやわらげるものです。

電気療法は、身体に電気を通すことによって、痛みを緩和する治療法です。低周波電流を流して神経の回復を促したり、強めの直流電流を流して痛みを取るなど、さまざまな方法があります。

手術後2〜3週間で退院になることが多い

椎間板ヘルニアをごく一般的なラブ法で手術した場合、手術後2〜3日間のベッド上安静期間を終えると、立つ練習、歩く練習が始まります。

抜糸がすむころから、筋肉を柔らかくする運動を始めます。抜糸後は入浴もできるようになりますから、バイブラバスやプールなどの水治療も始まります。そして手術後2〜3週間ほどで退院となることが多いのです。

手術内容によってもスケジュールは変わり、特にすべり症や分離症のように、腰骨を固定する手術の場合は、大きく変わります。

✚病院で行なわれるおもなリハビリ療法

	機械名	効果
温熱療法	ホットパック 湿性、乾性　（電気）	血行促進　温熱　疼痛をやわらげる
	超短波	深部温熱　マッサージ効果
	極超短波 （マイクロウエーブ）	深部温熱 （体内に金属があるときは不可）
	レーザー（低出力）	鎮痛　温熱
電気治療法	低周波	神経刺激　鎮痛　しびれの軽減
	干渉波	鎮痛
	直流電流	鎮痛　組織の硬さをとる
水治療法	局所バイブラ	温熱　表面マッサージ効果
	ハーバード浴	温熱　拘縮緩和
	プール浴	温熱　歩行　筋力
牽引療法	牽引	深部筋肉の緊張緩和 深部のマッサージ効果
運動療法	各種の運動機器	筋肉の緊張緩和 筋力強化

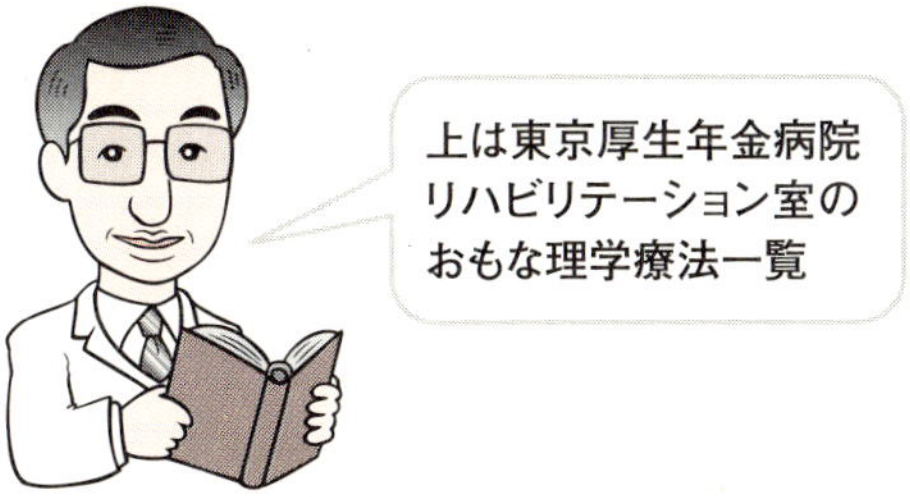
上は東京厚生年金病院
リハビリテーション室の
おもな理学療法一覧

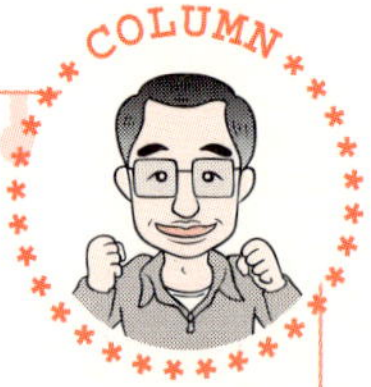

お医者さんとの相性とセカンドオピニオン

今は本やインターネットなどでかなりの情報が得られるため、病気に関する豊富な知識をもったかたが大勢いらっしゃいます。

病気に関する知識はないよりもあったほうがいいわけですし、知識を身につけること自体はよいことです。ただ、豊富な知識をおもちのかたにともすればありがちなのが、自分の病気を「こうだ」と自己流に決めてかかっているケースです。なかにはその確証を得るためだけに、病院に来られたように見受けられるかたさえいます。

けれども、最初から自分の病気はこうだ、と決めてかかることは危険です。われわれ医師の最大の役目は、必要最小限の検査で、重大な病気を見逃さないことです。そのためには、根拠のない思いこみは排除しなければなりません。

ですから患者さんには、症状の経過や痛みの状態などを、具体的に、簡潔にお話しいただくことがいちばん重要です。

また病気の診断には、患者さんが話しにくいことが鍵を握っていることも多々あります。

ですから医師としては、何でも話せる雰囲気をつくっておくことがたいせつです。

なによりも大事なのは、お互いの信頼関係です。信頼関係がないと、うまくいくものもうまくいかなくなってしまいます。「病気は医者が治すもの」ではなく、患者さんと医師とが、協力しあって治していくものです。

ですから、もしも医師に不信を感じたときは、遠慮なく担当を替わってほしいと申し出たり、セカンドオピニオンを受けたりするといいでしょう。結局はそうすることが、お互いのためになるのです。

PART

6

患者さんと腰痛予備軍のかたへの、日々の腰痛予防&体操法

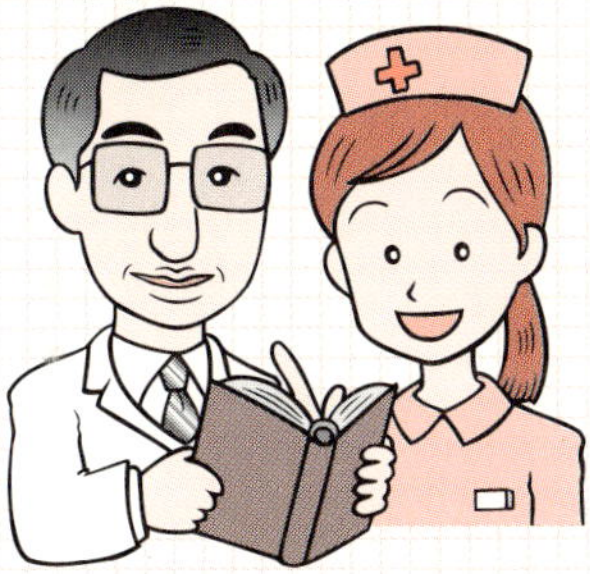

家庭でテレビを観ながら、入浴しながら、あるいはオフィスでの休み時間などに、ちょっとした運動をつづければ腰痛予防に効果大!

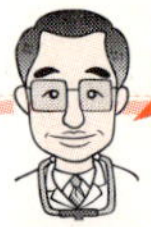

腰痛予防のために、積極的に摂取したい栄養素

▼カルシウム、ビタミンC、Dに蛋白質……バランスよい食生活を

骨も新陳代謝を繰り返している

いよいよ最終パートです。ここでは、患者さんと腰痛予備軍のかたに向けた、日ごろの腰痛予防法、心がけについてまとめます。まずは骨に必要な栄養素についてです。

カルシウムは骨を構成する最大の要素ですが、体内ではほとんどが骨のなかに蓄えられていて、わずか1パーセントほどが血液中を流れています。血液中のカルシウムが足りなくなると、骨からカルシウムが補充されるため、カルシウムの摂取量が少ないと骨が弱くなってしまうのが事実です。

一日に必要なカルシウムの量は600ミリグラムといわれていますが、ではこれを超える量のカルシウムをとりさえすれば、骨はじょうぶになるのでしょうか？

古くなるとはがれる皮膚などと違って、骨は一定不変のように思われますが、実は骨も新陳代謝を繰り返しています。

古くなった骨は、骨を吸収する働きをする破骨細胞によって破壊されます。一方で新しい骨が、骨基質を作ったり石灰化したりする役目をもつ骨芽細胞によって作られるのです。この破壊と新生のバランスが崩れると、骨粗鬆症《こつそしょうしょう》などが引き起こされるわけです。

そのためカルシウムだけとっても、骨の量は増えません。破骨細胞と骨芽細胞による骨の代謝を改善し、さらに運動をすることで骨にストレスをかけないと、骨量は増えていか

そのほかのビタミンも積極的に!

【ビタミンE…血行をよくする】　【ビタミンB_{12}…造血機能を保つ】

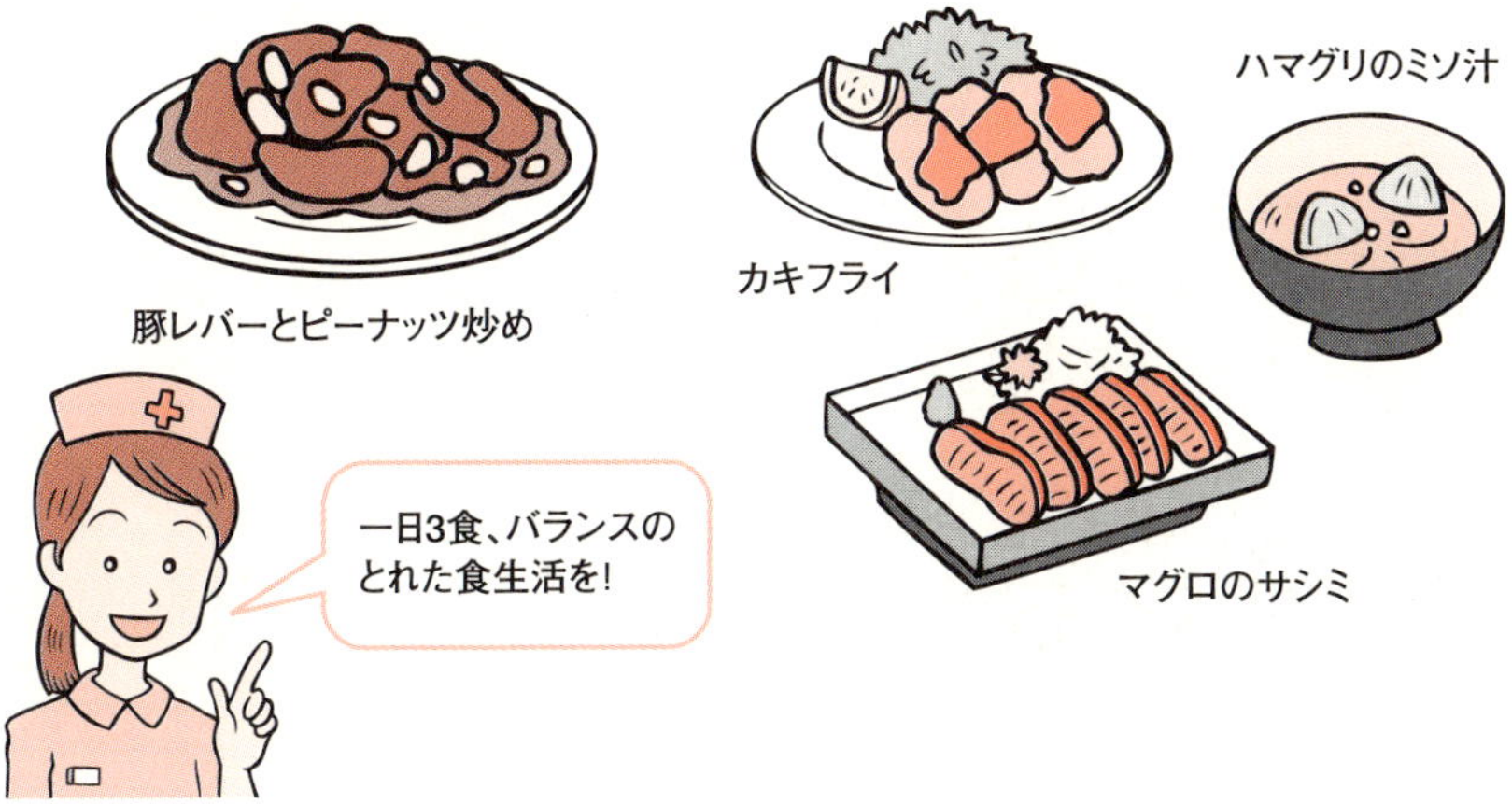
豚レバーとピーナッツ炒め
カキフライ
ハマグリのミソ汁
マグロのサシミ
一日3食、バランスのとれた食生活を!

ないのです。

骨の生成にはビタミンが欠かせない

また、カルシウムを効率よく吸収するには、ほかの栄養素の助けも必要です。カルシウムの吸収を助ける栄養素には次のようなものがあります。

日ごろからこれらの栄養素が含まれた食物を、バランスよく食べるように心がけます。

蛋白質《たんぱく》：不足するとカルシウムの吸収が悪くなりますが、過剰になるとカルシウムの排泄が高まるので注意が必要です。

ビタミンD：骨の形成には特に重要で、カルシウムの吸収をよくします。

ビタミンK：カルシウムを結合させる物質を合成するのに必要です。

ビタミンC：骨の弾力性を増すコラーゲンの生成を助けます。

マグネシウム：カルシウムやリンとともに、骨の構成要素として骨を造り維持します。

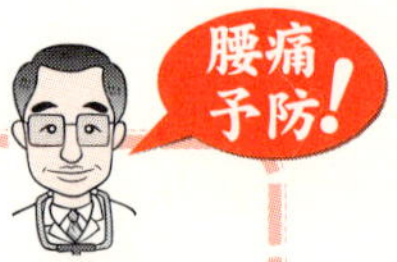

▼毎日の入浴に、ちょっとした工夫を加えた腰痛予防ストレッチング

湯船につかりながらできるカンタン体操

基本はストレッチング。毎日つづけることがたいせつ

腰痛を発症してしまった人は再発を防ぐために、幸いにも発症していない人は今後も腰痛にならないために、生活改善と並んで重要なのが運動療法です。

運動療法というと難しそうですが、基本は硬くなった筋肉や靭帯《じんたい》をほぐすストレッチングと、筋力強化です。自分に合ったペースで、無理せず毎日つづけましょう。ただし強い痛みのあった人や、手術のあとなどは医師の許可を得てから行なってください。

また、筋肉が冷えて血液の循環が悪いときに運動すると、つってしまったり、かえって筋肉が緊張して痛くなってしまうことがあります。ですから運動の前には筋肉を温めて、血行をよくしておきます。

筋肉を温めるには、使い捨てカイロや熱いタオルを患部に当てる、マッサージをする、あるいはぬるめの湯にゆっくりつかるなどするとよいでしょう。

ストレッチングはお風呂で温まったあとが最適

ストレッチングをする場所は、柔らかいものの上は避け、畳の上か毛布を敷いた床の上で行ないます。また、お風呂に入ったときも身体が温まっていますから、簡単なストレッチングをしてみるといいでしょう。

ただし家庭の小さな浴槽では、大きな動きはできませんし、無理をするとかえってケガ

✚ 湯船で毎日できる運動！

①姿勢の矯正
②臀筋のストレッチング
③腰背筋のストレッチング

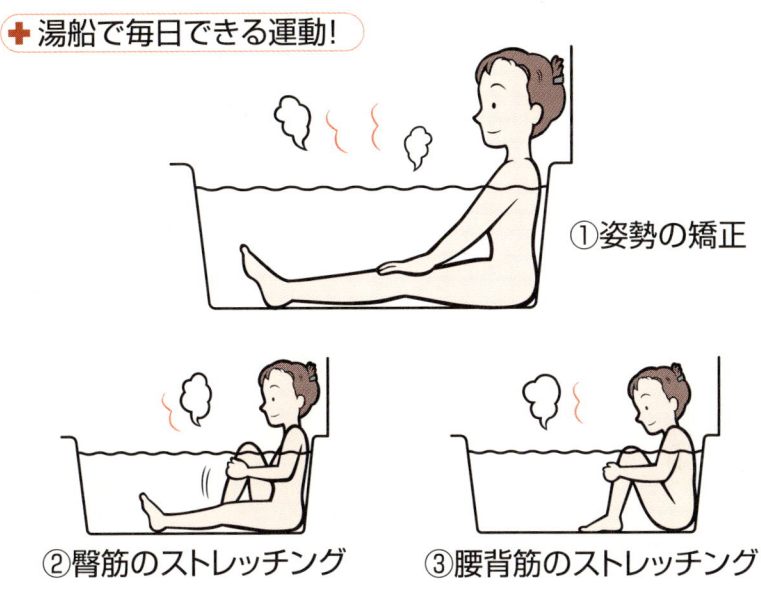

や痛みを招くことにもなりかねません。ですから基本的には、お風呂ではゆっくりリラックスして温まることを第一に考えます。そして可能であれば、簡単なストレッチングをします。ここでは浴槽のなかでできるストレッチングを3種ご紹介します。

①姿勢の矯正
　浴槽の壁に背中をつけて座り、両足を伸ばす。

②臀筋のストレッチング
　浴槽の壁に背中をつけて座り、両足を伸ばす。その姿勢から、片足ずつ身体に近づけて曲げる。左右交互に行なう。

③腰背筋のストレッチング
　浴槽のなかに膝を抱えて座り、背中を曲げて頭を膝に近づける。

　いずれの動きも、けっして無理をせず、楽にできる範囲で行なってください。

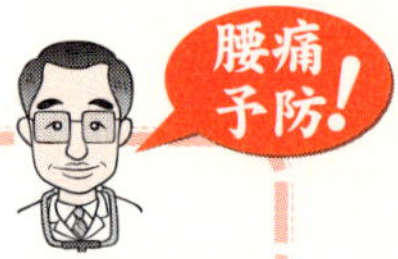

テレビを見ながらでもできる、ストレッチ法

▼視聴時間を有効利用して、柔軟&筋力アップに励もう!

“ながら”ストレッチングで腰痛知らず

テレビやビデオを見ているときは、内容がおもしろければおもしろいほど、何時間も同じ姿勢をとってしまいがちです。けれども、同じ姿勢を長時間つづけることは、腰痛には禁物です。

今は腰痛のない人も、じっと同じ姿勢でいることが多いと、早晩腰痛になる可能性が高くなります。

そこで、テレビやビデオを見ているときこそ、運動のチャンスだと考えて、こまめに身体を動かすようにしましょう。画面を見ながらでもできるストレッチングと筋力強化運動を、いくつかご紹介します。

場所別“ながら”ストレッチング法

【床で】

・姿勢の矯正

壁に背中を当てて座り、足をまっすぐ前に伸ばす。おなかを壁に押しつけるつもりで力を入れると、腹筋強化にもなる。

・腰背筋のストレッチング

床に仰向けに寝て、膝を抱えて胸に近づける。

・下肢《かし》のストレッチング

足を伸ばして座り、つま先を同じ側の手で持ち身体のほうに曲げる。最初は片足ずつ、慣れてきたら両足そろえて。

・腹筋の強化

✚ 画面を見ながら、こまめにストレッチ

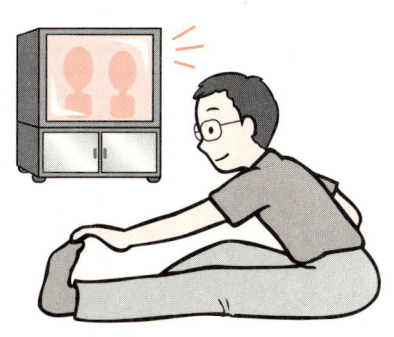

【下肢のストレッチ】

慣れてきたら、両足をそろえてトライ

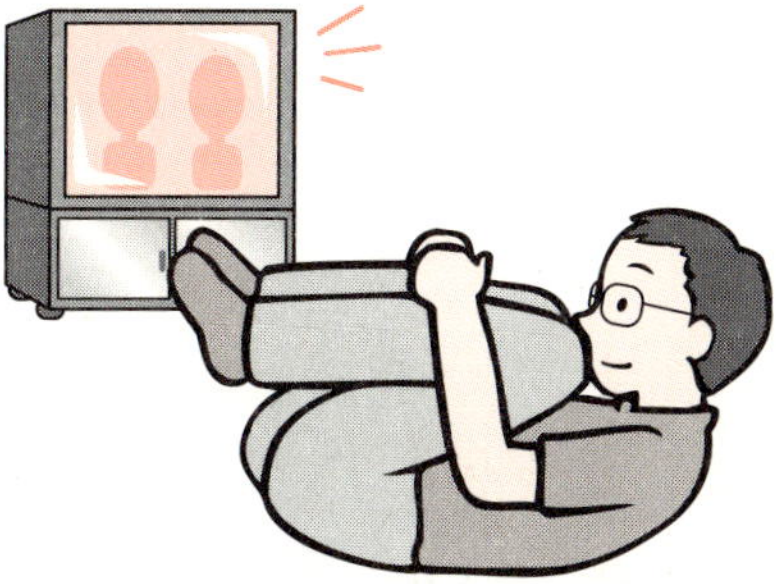

【腰背筋のストレッチ】

膝をできるだけ胸に引き寄せる。
頭を起こせば同時に腹筋強化にも

仰向けに寝て両膝を曲げ、腕を前にまっすぐ伸ばして上体をやや起こす。慣れてきたら腕を頭の後ろで組む。

【椅子に座って】

・腰背筋のストレッチング
身体を前屈させ、両足のあいだに手をつく。

・臀筋のストレッチング
片足の膝を抱えて椅子の上に載せ、15〜30秒静止する。左右交互に行なう。

【立ち上がって】

・腰背筋のストレッチング
片足を1歩前に踏み出して前屈する。

・全身のストレッチング
両足をそろえて立ち、背筋を伸ばして深呼吸する。

・下肢の筋力強化
椅子の背につかまって立ち、両膝を軽く曲げる。曲げ伸ばしを繰り返す。

▼仕事の合間に、休憩時間に……毎日の習慣にして腰痛知らずの身体を目指す

オフィスでできる、腰痛予防の運動とは?

同じ姿勢をつづけがちな職場でこそしたいストレッチング

デスクワークにしろ、立ち仕事にしろ、職場ではテレビを見るとき以上に、同じ姿勢を長時間つづけてしまいがちです。しかし腰のためには、意識的にときおり姿勢を変えてやらないと、負担が大きくなってしまいます。

そこで席を立つときや休憩時間には、動作のついでにできる簡単なストレッチングや筋力強化運動を、積極的にやりましょう。

【立ち上がるとき】

・姿勢の矯正

壁から20〜30センチ離れて立ち、背と腰を平らに壁に押しつける。その姿勢のまま足を徐々に壁に近づけて立ち上がる。

・下肢の筋力強化

デスクや椅子の背につかまり、両膝を軽く曲げる。曲げ伸ばしを何度か繰り返す。

【椅子に座って】

・腰のストレッチング

両膝を身体の幅よりも広く開き、ゆっくり深くおじぎをする。十分曲げてからゆっくり背中を伸ばす。

ただしこの運動は、椎間板《ついかんばん》に異常のある人は行なってはいけません。症状が悪化する可能性があります。

【横になって】

・腰のストレッチングと腹筋の強化

仰向けに横になり、両手で両膝を抱え、おなかに引き寄せる。しばらくその姿勢を保ってから頭を少し持ち上げ、おなかに力を入れて10秒ほど数える。これを10回程度繰り返す。

これらの運動とともに、首を回したり肩を上げ下げしたりして、凝《こ》りをほぐすようにするといいでしょう。また、休憩時間にはできるだけ屋外に出て、屋上や庭、公園などを早足で歩くようにします。下肢の筋力アップと、体力増強に役立ちます。

✚腰のストレッチ

①椅子に浅く腰かけ、膝を広げる

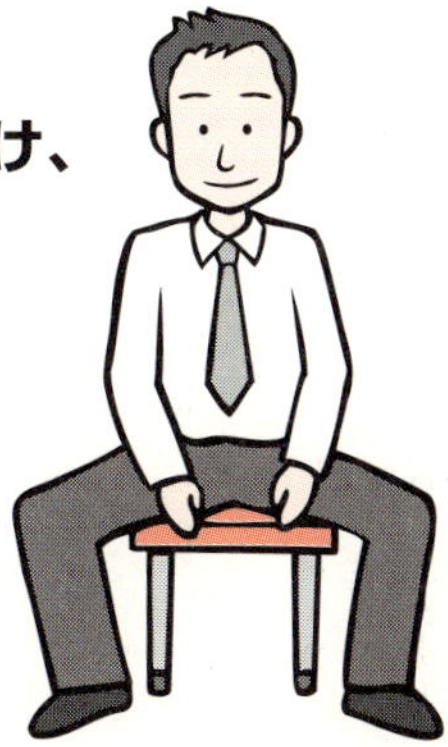

②ゆっくり深くおじぎする

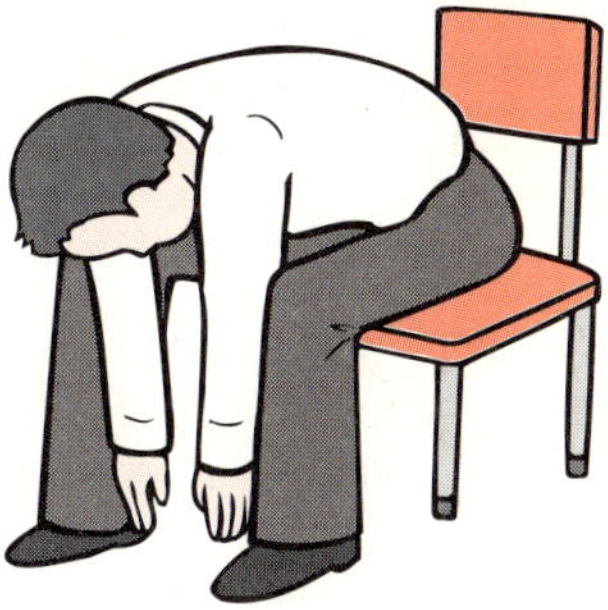

③徐々に上体を起こす

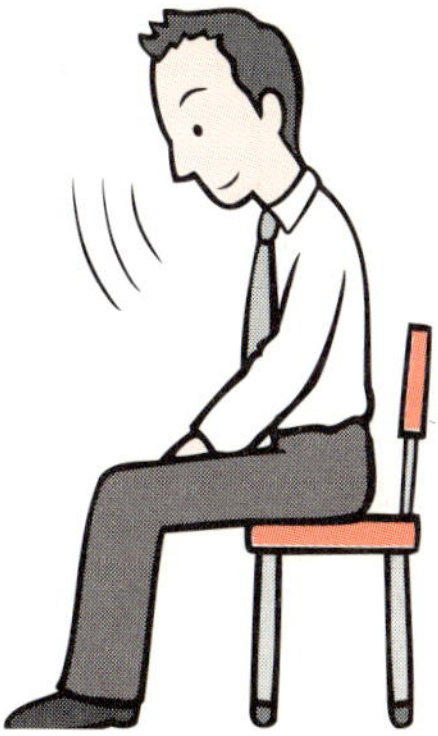

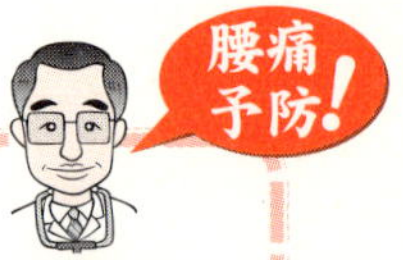

腰痛があってもできるスポーツとは?

▼ウォーキングにサイクリング……適度な運動はかえって腰に好影響を!

適度な運動はむしろ痛みをやわらげる

身体に痛みがあると、ついついそこをかばってしまい、運動なども敬遠しがちです。「腰痛があるのに、運動なんてとんでもない!」と思っているかたもいらっしゃるでしょう。

もちろん、痛みを助長するような無理な運動をしてはいけません。しかし腰痛の場合は、痛みが軽くなったらある程度の運動をしたほうが、再発防止や痛みの軽減に役立つ場合が多いのです。

いちばん手軽で安全なのはウォーキングです。腰への衝撃が比較的少ないうえ、下肢を動かすことで腰の鍛練になるからです。

自分のペースでできることもメリットです。ただし歩く速度が速くなると、運動量は急激に増えます。体力に自信のないかたは、事前に運動負荷を加えた心電図検査などを受けるようにしましょう。水中でのウォーキングについては、あとの項で詳しく説明します。

ウォーキングと似たスポーツに、ジョギングがあります。ところがジョギングでは、腰背筋が持続的に緊張し、椎間板に圧力がかかってしまうため、腰痛のある人がしてはいけません。ウォーキングでも、無理な早足や階段の上り下りは、腰への負担が大きいので避けてください。

太った人にはサイクリングがおすすめ

太り気味の人にはサイクリングや、スポー

腰痛時はなるべく避けたいスポーツ

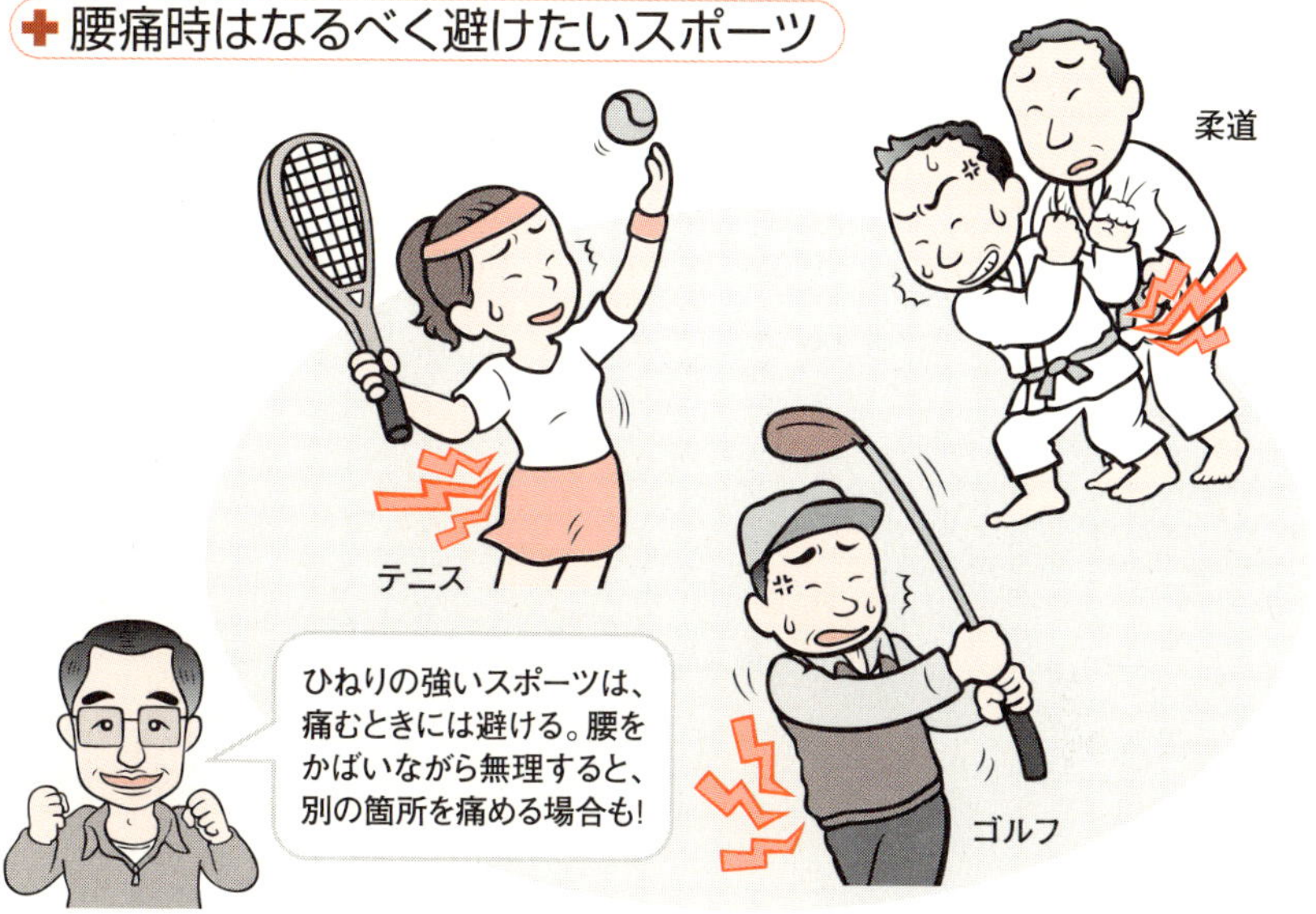
柔道
テニス
ゴルフ
ひねりの強いスポーツは、痛むときには避ける。腰をかばいながら無理すると、別の箇所を痛める場合も!

ツジムでのエアロバイクがいいでしょう。サドルが上体の重みを支えてくれるため、負担をかけずに足腰を鍛えることができます。

下肢だけでなく、ハンドルを引く動作によって上肢も鍛えることができ、腹筋と背筋の強化にもつながります。

ただハンドルの低いスポーツタイプの自転車では、腰痛を悪化させてしまいます。ハンドルは背筋を伸ばして握れる位置、ペダルは、足が伸びきらない位置に調整します。

ゴルフはやり方によって腰痛を引き起こすことがあります。日ごろから腹筋を鍛えておくとともに、当日は十分にストレッチングをして身体を温めておきます。さらに遠くへ飛ばそうと気張らない、歩くときは正しい姿勢で、ボールを拾うときは必ず膝を曲げて腰を落とすなどの点にも留意します。

野球やサッカー、テニス、バスケットボールなどは腰への負担が大きく、腰痛のある人にはおすすめできません。

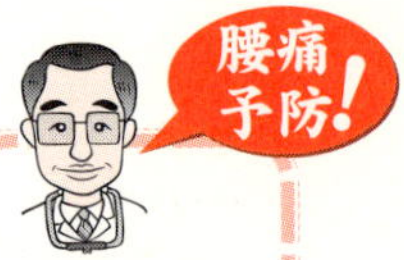

スポーツクラブでの運動法と正しい器具の使い方

▼無理せず力まず、痛みのある人は「等尺運動」を中心にしよう

トレーニング前には必ずウォーミングアップを十分に

腰痛防止のために、フィットネスクラブやアスレチックジムに通って、運動をしている方もいらっしゃると思います。確かに腹筋などの筋力をつけることは腰痛防止に役立つのですが、マシンを使ったトレーニングのなかには、やり方によってはかえって腰痛を招いてしまうものもあります。

そこで、ここでは筋力強化に役立つ運動とその注意点、マシンの間違いやすい使用方法などについてみていきます。

まず運動する際の注意ですが、筋力強化運動を行なう前には、必ず身体を温め、ストレッチングをしてください。ウォーミングアップで十分に筋肉を柔らかくしてから、運動を行なうことが肝心です。

身体が冷たい、あるいは硬いまま運動をすると、かえって筋肉を痛めてしまいます。さらに運動のあとは再びストレッチングをして、熱をもった筋肉をクールダウンさせます。

ストレッチングは身体の上から下へ、腰背筋、腸腰筋（股関節を曲げる筋肉）、大臀筋（お尻の筋肉）、ハムストリング（膝を曲げる筋肉）、腓腹筋（かかとを上げる筋肉）、の順序で行ないます。

まず最初に強化するのは腹筋

腰痛の場合、まず最初に強化したい筋肉は腹筋です。腰椎《ようつい》を支える筋肉は、大きく分けて腹筋と背筋の二つですが、背筋は無理に鍛える必要はありません。

というのは、私たちが立って歩くとき背筋は常に使われているため、ことさら鍛えなくてもある程度の強度が保たれているのです。それに対して腹筋は、日常的な動作ではあまり使われないため、意識して鍛える必要があります。

とはいっても、がむしゃらに鍛えればいいというものではありません。スポーツ選手がやるような両足をまっすぐ伸ばしての腹筋運動は、筋力強化には効果的なのですが、腰への負担が大きく、腰痛のある人には逆効果です。

腰痛の人にいいアイソメトリックス・エクササイズとは？

腰痛のある人にもっともおすすめの運動は、「等尺運動」です。等尺運動とはアイソメトリックス・エクササイズとも呼ばれるもので、関節を大きく動かさずに、力を入れることによって鍛えます。つまり関節運動をしないで、筋肉に力を入れるわけです。

たとえば太ももの筋肉は、椅子に座って膝を曲げ伸ばしすることによって、鍛えることができます。ただしこれは等尺運動ではなく、関節の動きをともなう緊張運動です。

等尺運動では、膝を伸ばしたまま、太ももにグッと力をこめて堅くすることで筋力をつけます。

腹筋の場合も同様に、起き上がるという動きをせず、仰向けに寝たままグッとおなかに力をこめ、筋力をつけていきます。腰への負担がほとんどないため、腰痛のあるかたにはこの等尺運動がもっとも安全です。

腰痛の症状がなくなったかた、あるいはまだ出ていないかたは、マシンを使ってのトレーニングもいいでしょう。ただし使い方によっては、腰痛を引き起こしてしまうこともありますから、注意が必要です。

いくつかのマシンについて、正しい使い方

をご紹介しておきます。

・ベンチプレス

大胸筋のトレーニングに使われる器具です。足を床につけてのベンチプレスは、腰に負担をかけます。台の上に足を載せ、膝を曲げて行なうようにすれば、腰への負担が軽くてすみます。

・ショルダープレス

大胸筋、三角筋などを強化する器具です。バーと椅子の位置が近いと、腰を反らせることになり、負担が大きくなります。バーと椅子とのあいだを十分にあけるようにします。

・レッグエクステンション

大腿四頭筋を強化する器具です。身体を前傾させて足を伸ばすと、腰に負担がかかります。それを防ぐには、上体を後ろに倒し気味にして行ないます。

・自転車エルゴメーター、エアロバイク

足のほとんどの筋肉を強化することができます。

サドルの高さやハンドルの位置を、前の人が使った状態のまま使用すると、腰が反ったり曲がったりして、痛めてしまうことがあります。必ず自分に適した位置にセットし直してから使います。

・ダンベル

肩や腕などの筋力を増強します。

ダンベル（鉄アレイ）などを使ったウエイトトレーニングには、さまざまな方法があります。ウォーミングアップを十分にしてから行なうこと、自分の筋力に合った重さや回数を選ぶこと、少しずつ負荷を増すことなどが基本です。

ただし腰痛のあるかたは、避けたほうが無難でしょう。ウエイトトレーニングは、腹筋などがしっかりして、腰にも故障のないかたが対象だと心得てください。

いずれにせよ、無理をしないことがもっとも重要です。

✚ 正しい姿勢で無理せず取り組む!

【エアロバイク…足のほとんどの筋肉を強化できる】

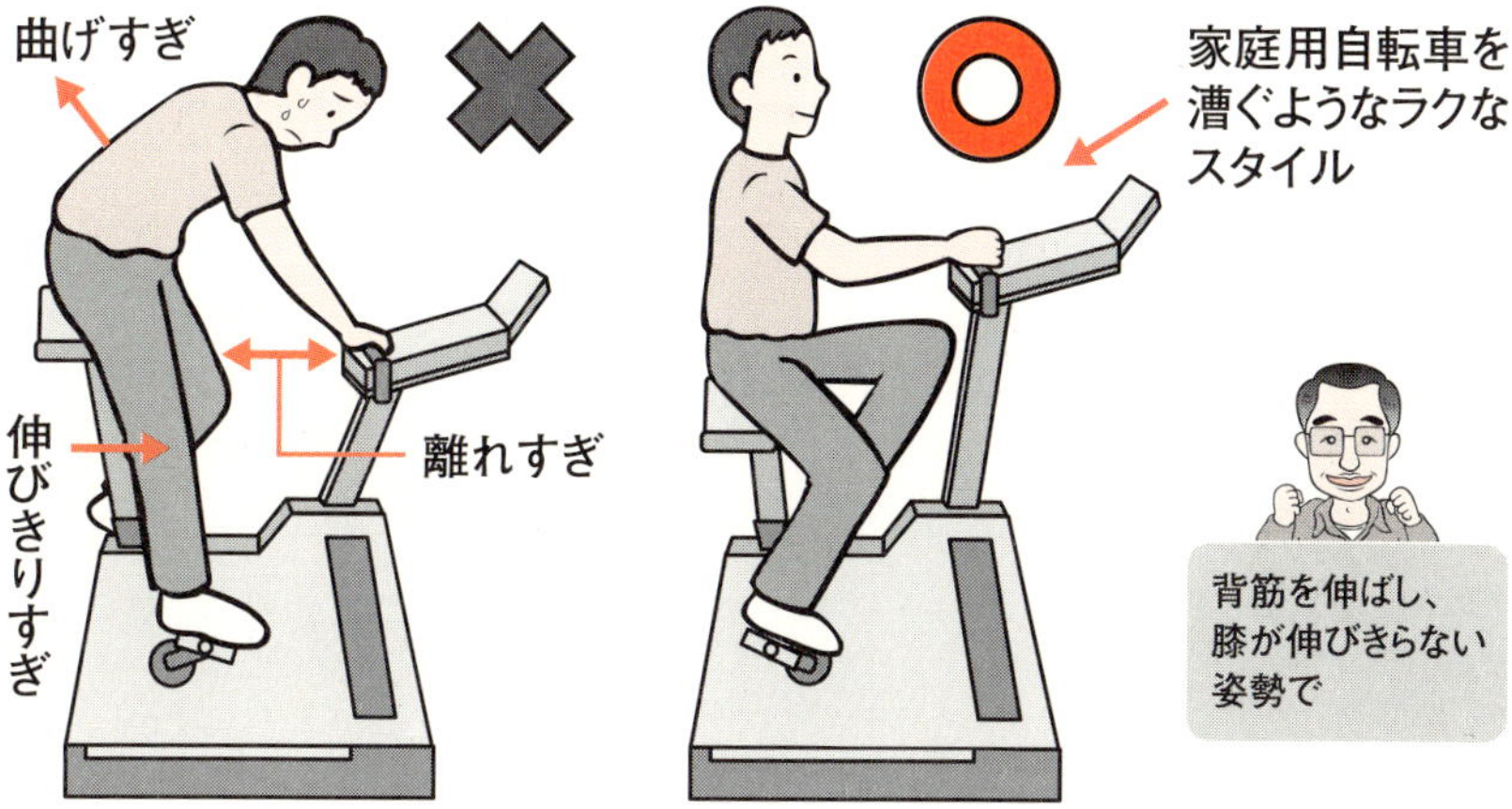
曲げすぎ
離れすぎ
伸びきりすぎ
家庭用自転車を
漕ぐようなラクな
スタイル
背筋を伸ばし、
膝が伸びきらない
姿勢で

【ベンチプレス…大胸筋を強化する】

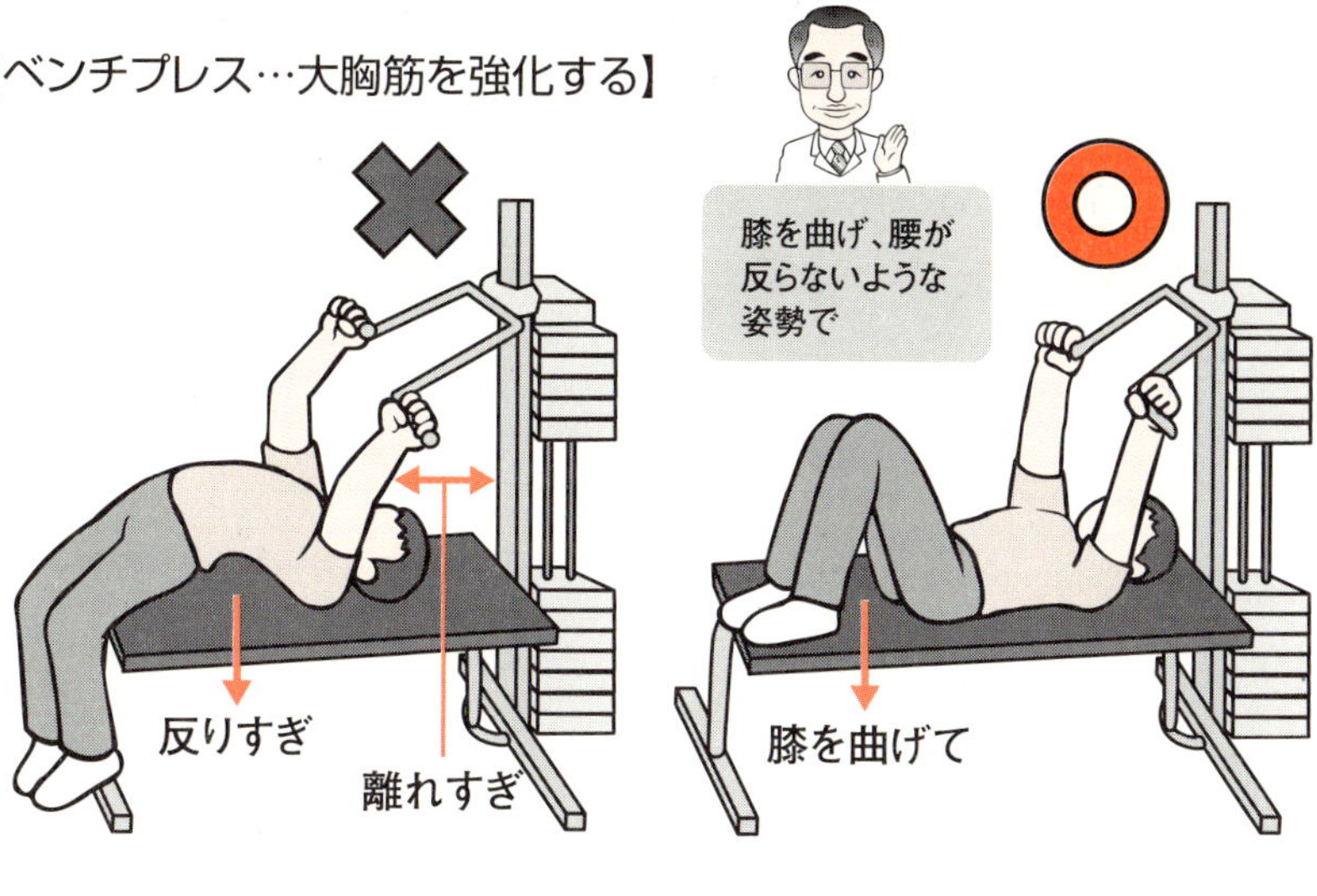
膝を曲げ、腰が
反らないような
姿勢で
反りすぎ
離れすぎ
膝を曲げて

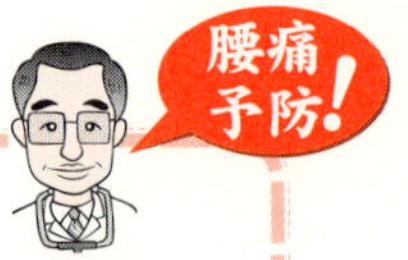

▼浮力と水の抵抗を上手に活かしたウォーキング＆水泳で腰痛を予防する

水の浮力が腰を守ってくれる水中ウォーキング

水の浮力と抵抗が最適の運動環境になる

水中運動は、腰痛のあるかたにもっとも適した運動のひとつです。まず、水の浮力があるため、腰に体重の負荷をかけずに運動することができます。

また、水中では身体を動かす速度の3乗の水の抵抗を受けます。そのため速く身体を動かせば動かすほど大きな抵抗を受けることになり、その抵抗に見合った筋力トレーニングをすることができます。

さらに水中では血液の循環が促進される、新陳代謝が活発になる、全身運動ができるなどのよい点があります。

ただし水泳や水中歩行などの水中運動も、誤った方法でするとかえって腰に負担をかけることがありますので、正しいやり方を覚えておきましょう。

水中運動の基本は水中歩行です。筋力のある人は、水の抵抗に逆らって大股で歩くようにします。高齢者や筋力の弱い人は、普通のスピードで10分間程度歩くことから始め、しだいに速度や時間を延ばしていくようにするといいでしょう。

泳ぎ方にも腰痛によい悪いがある

姿勢は前歩きの場合も後ろ歩きの場合も、やや前かがみで歩きます。身体を反らせて歩くと、腰に負担がかかって腰痛を招くことがありますので注意してください。

✚ 水中でのストレッチングも試してみよう

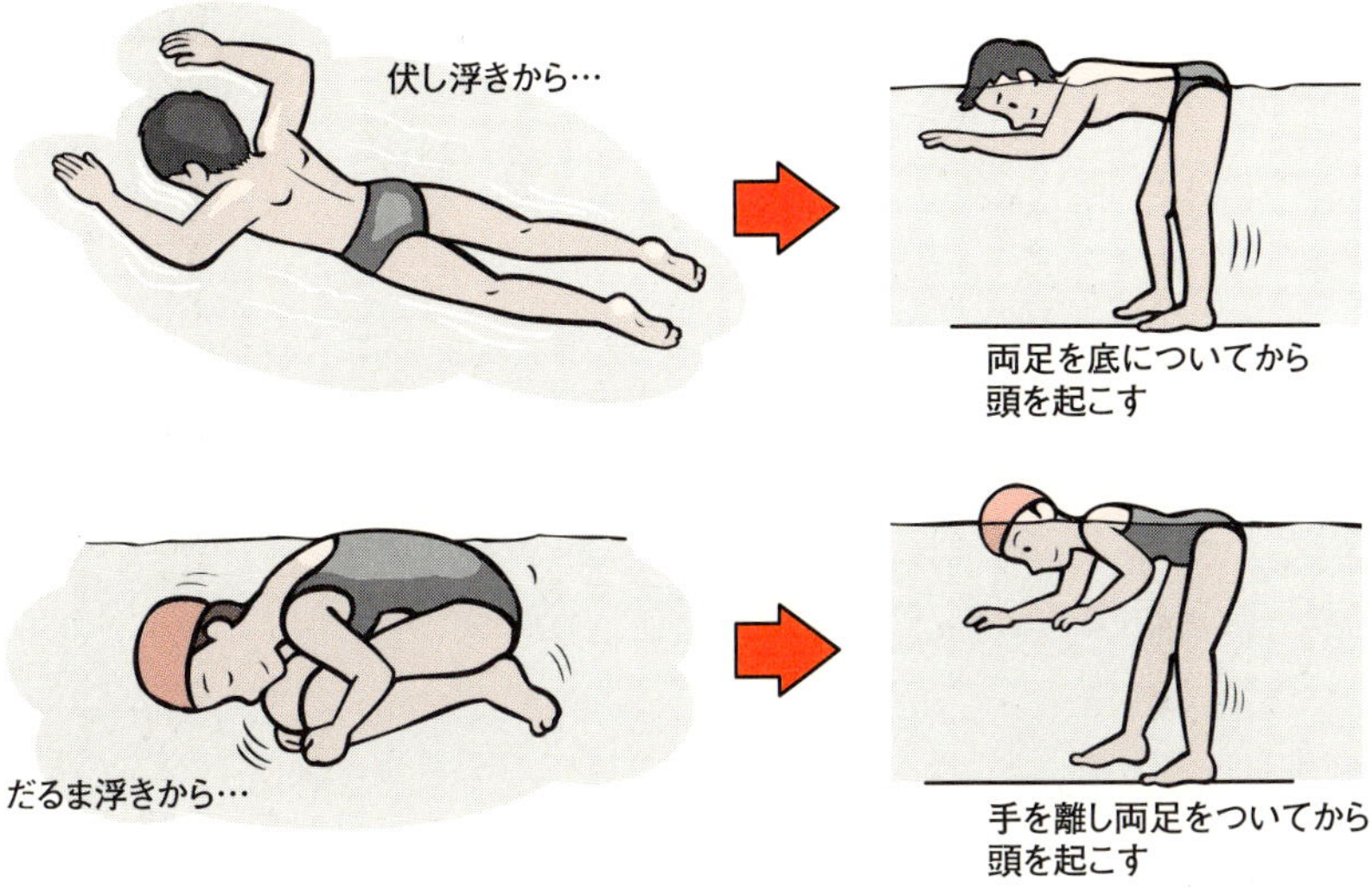
伏し浮きから…
両足を底についてから
頭を起こす
だるま浮きから…
手を離し両足をついてから
頭を起こす

泳ぐ場合にも注意が必要です。まずバタフライは背筋を強く収縮させるので、腰痛のある人はやらないほうがいいでしょう。

クロールと平泳ぎは泳ぎ方しだいで、腰への負担が変わってきます。

クロールでは、手を前方内側に入水し、自然な身体のローリングが得られるように泳ぎます。手を前方外側に入水する競泳用の泳ぎ方をすると、腰がねじれてしまい、腰痛の原因となります。

平泳ぎも、両手で胸に水を抱えこみ、両足を引きつける競泳用の泳法は、腰痛のもととなります。腰痛を予防するには、両手を大きく広げ、両足をあまり引きつけない、カエル泳ぎをしましょう。

安全性の面からも効果の面からも、水中運動はインストラクターなどの指示をきちんと受けてから、行なうようにしてください。

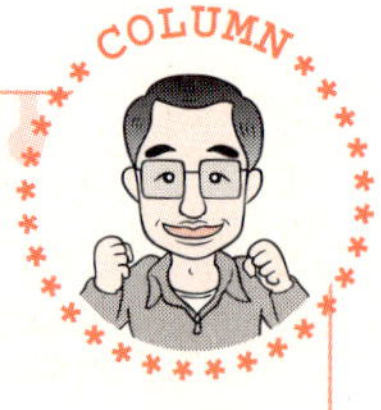

運動の中止信号

運動は、すること自体はよいのですが、やり方しだいで毒にも薬にもなります。運動を毒にしないための基本中の基本は、無理をしないことです。あくまでもマイペースで行ない、痛みなどの異常を感じたら、すぐに中止しましょう。

運動前や運動中に下のような症状が起きたら、運動の中止信号だと思って、その時点で運動をやめてください。

特に若いころスポーツをしていた人が中高年になって運動を再開した場合、ついつい無理をしてしまいがちです。過去に腰痛を起こしたことがある人は、整形外科を受診して医師に運動の処方をしてもらうといいでしょう。

運動前の症状	check!
風邪をひいている	
下痢をしている	
目まいがする	
吐き気がする	
足がふらつく	
異常な疲労感がある	
心臓がどきどきする	
胸が痛い	
体温が37度以上ある	
安静時脈拍が1分間90以上ある	

運動中の症状	check!
足、腰、股関節などの痛みがひどい	
足に力が入らない、もつれる	
いつもより異常に疲れる	
冷や汗が出る	
頭痛や目まいがする	
息切れがする	
胸の痛みがある	
脈拍がいつもより増加する	
横腹が激しく痛む	

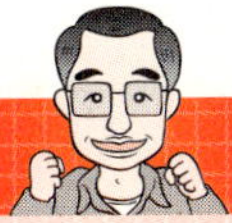

COLUMN ヨガや太極拳と温泉

ヨガや太極拳は基本的にストレッチングであり、腰痛のあるかたにとっても、よい運動であるといえます。さらに単なるストレッチングと違って、集団で楽しみながらできるため、長つづきできるスポーツでもあります。

どちらもゆったりしたテンポですから、初歩的なものであれば高齢者にとっても無理のない運動だといえるでしょう。ただし背伸びをして、いきなり高度なレベルを目指すことは危険です。

水中運動は、水の浮力によって体重が軽減されるうえ、同時に水の抵抗を利用できる点で理想的な運動です。

水の抵抗と浮力を利用する

温泉はプールなどに比べると手軽というわけにはいきませんが、それだけに自然の素晴らしい環境を楽しみながら水治療を行なうことが可能です。

温泉では湯に含まれる鉱物などの効能が重視されがちですが、それよりも温熱効果や、日常から解放されるリラックス感に大きな価値があります。欧米では、入浴よりも治療効果を主眼にしたスパがほとんどです。

腰痛の治療に温泉はおすすめですが、温度の高い湯は心臓病のかたや高血圧のかたには負担が大きいので医師と相談してください。

【参考文献・写真、資料提供】

『〈図解〉腰痛を治す安心読本』（伊藤晴夫著、主婦と生活社）
『変形性脊椎症・腰痛の運動・生活ガイド—運動療法と日常生活動作の手引き』（菊地臣一、武藤芳照、伊藤晴夫編、日本医事新報社）
『ＮｕｒｓｉｎｇＭｏｏｋ５　運動器疾患ナーシング』（伊藤晴夫編、学習研究社）
『スポーツ医学の実証　30歳からの自己トレーニング』（森健躬著　青春出版社）
東京厚生年金病院

あなたの腰痛《ようつう》はこれで治《なお》せる

著者　　伊藤 晴夫

発行　　株式会社 二見書房
東京都千代田区神田神保町1－5－10
電話　03（3219）2311［営業］
　　　03（3219）2315［編集］
振替　00170－4－2639

印刷　株式会社 堀内印刷
製本　株式会社 明泉堂

ISBN 4-576-04035-9
Printed in Japan
乱丁・落丁本は本社でお取り替えいたします。

740万の糖尿病患者に迫る危機！

糖尿病で失明しないために

東京女子医科大学眼科 主任教授／医学博士 堀 貞夫 著◎本体1500円

年間3000人もが糖尿病で視力を失う。自覚症状もなく忍び寄る失明の危機をどうやって防ぐか。糖尿病網膜症の第一人者がやさしく解説する。

早期発見・早期治療で失明の危機を回避！

緑内障で失明しないために

日本緑内障学会理事長／医学博士 北澤克明
「緑内障フレンド・ネットワーク」代表 柿澤映子 著◎本体1600円

緑内障治療の第一人者が、検査から症状、治療法、手術法、点眼薬、内服薬の効果と副作用までを、図解と写真を多用して、わかりやすく解説。

輸血、予防注射、血液製剤などで感染が拡大

C型肝炎から命を守るために

日本大学医学部内科学講座 内科3部門教授／医学博士 荒川泰行 著◎本体1500円

C型肝炎は放置すると肝硬変・肝ガンに進行。早期検査・早期治療で命を守るインターフェロン療法の詳細から最新治療までを紹介。